FIBROMES INTERSTITIELS

DE

L'UTÉRUS

FIBROMES INTERSTITIELS

DE

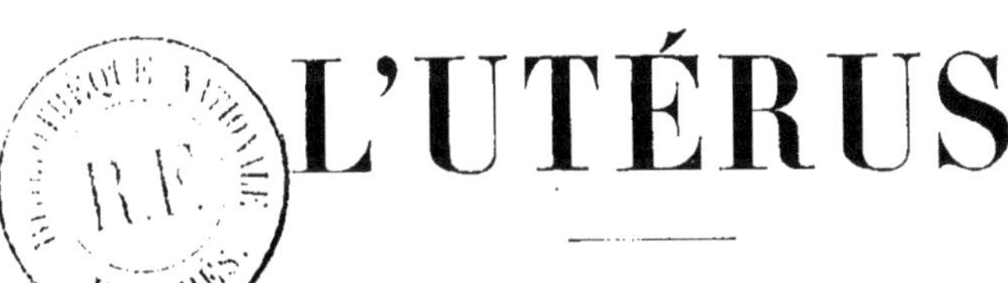

L'UTÉRUS

DE LEUR GUÉRISON

AU MOYEN DE

L'HYSTÉROTOMIE IGNÉE PAR LES VOIES NATURELLES

AVEC FIGURES DANS LE TEXTE

ET PLANCHE A PART POUR L'INSTRUMENTATION

SIX TENTATIVES, SIX SUCCÈS

PAR

LE DOCTEUR ABEILLE

Chevalier de la Légion d'honneur; Ancien médecin de l'hôpital du Roule;
Deux fois lauréat de l'Institut de France;
Deux fois lauréat de l'Académie nationale de médecine;
Lauréat du Val-de-Grâce;
Médaille d'or de la Société de médecine de Toulouse:
Ancien président de la Société de médecine pratique de Paris;
Membre des Sociétés de médecine de Bordeaux, Lyon, Toulouse, Marseille,
Dijon, etc., etc.

PARIS

Vve ADRIEN DELAHAYE & Ce

PLACE DE L'ÉCOLE-DE-MÉDECINE

1878

INSTRUMENTATION DE L'AUTEUR

Pour l'hystérotomie ignée par les voies naturelles.

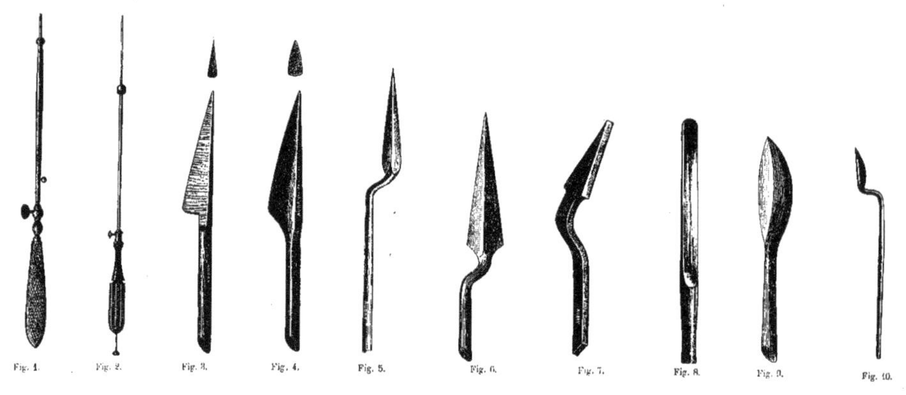

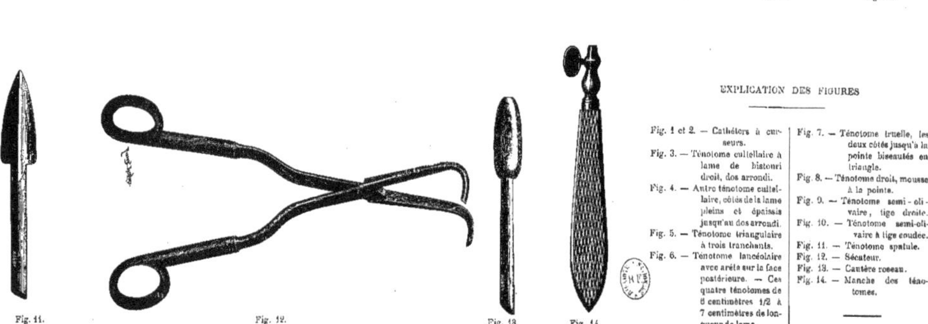

EXPLICATION DES FIGURES

Fig. 1 et 2. — Cathéters à curseurs.

Fig. 3. — Ténotome cultellaire à lame de bistouri droit, dos arrondi.

Fig. 4. — Autre ténotome cultellaire, côtés de la lame pleins et épaissis jusqu'au dos arrondi.

Fig. 5. — Ténotome triangulaire à trois tranchants.

Fig. 6. — Ténotome lancéolaire avec arête sur la face postérieure. — Ces quatre ténotomes de 6 centimètres 1/2 à 7 centimètres de longueur de lame.

Fig. 7. — Ténotome truelle, les deux côtés jusqu'à la pointe biseautés en triangle.

Fig. 8. — Ténotome droit, mousse à la pointe.

Fig. 9. — Ténotome semi-olivaire, tige droite.

Fig. 10. — Ténotome semi-olivaire à tige coudée.

Fig. 11. — Ténotome spatule.

Fig. 12. — Sécateur.

Fig. 13. — Cautère roseau.

Fig. 14. — Manche des ténotomes.

QUELQUES MOTS D'INITIATION

Nos opérations de myotomie utéro-vaginale ignée pour le redressement des déviations et inflexions utérines anciennes, devaient nous conduire logiquement à opérer les fibromes interstitiels intrapariétaux et sous-muqueux de l'utérus par l'hystérotomie ignée. En effet, sur ces opérations embrassant cent quatre-vingt-un cas, si nous adjoignons celles exécutées pour les prolapsus, les élongations hypertrophiques et les cols coniques, neuf fois sur dix nous avons rencontré des intumescences de diverses natures, hyperplasiques, hypertrophiques, etc., etc., s'étendant à partie du col et assez souvent à partie du col et du globe. Pour avoir raison de ces intumescences primordiales, concomitantes ou consécutives aux déviations, et qui en sont les complications les plus sérieuses, qui les aggravent toujours, quand elles ne les ont pas déterminées, nous avons dû chercher à les détruire en allant les attaquer dans la cavité cervico-utérine par la ténotomie ignée, après avoir, dans la même séance, opéré sur la surface externe de l'utérus pour obtenir son redressement, son replacement, ou corriger l'élongation hypertrophique du col.

Or, ces manœuvres opératoires dans l'intérieur de l'organe lui-même, n'ayant pas plus donné lieu que les manœuvres opératoires sur sa surface externe, à des accidents notables, et ayant toujours pleinement réussi à nous faire atteindre notre but, il devenait désormais logique pour nous de chercher à détruire, par l'hystérotomie ignée par les voies naturelles, les fibromes dont il s'agit, qui constituent des tumeurs éminemment graves pour les femmes qui en sont atteintes.

Nous nous sommes donc mis à l'œuvre. Six opérations, six succès complets, tel est, à l'heure actuelle, notre bilan au sujet de cette nouvelle opération.

L'occasion ne tarda pas ; six cas se sont présentés depuis lors. Le succès obtenu dans chacun d'eux, est venu s'ajouter à la somme des faits dont nous venons de parler. Ces six cas complètent et sanctionnent toutes les notions que nous avions sur la puissance curative et l'innocuité de la méthode.

Comme les fibromes interstitiels ne sont pas, dans l'immense majorité des cas, susceptibles de guérison spontanée par régression atrophique ,transformation calcaire ou osseuse, ou par une résorption quelconque. Comme d'autre part ils ne sont pas susceptibles d'être éliminés, expulses spontanément par l'utérus, comme d'autres fibromes siégeant dans cet organe, les tentatives en apparences audacieuses que nous avons faites sont pleinement justifiées. et aujourd'hui parfaitement légitimées par les six succès qui ont couronné ces six tentatives. Cette nouvelle question soulevée et résolue par l'esprit d'initiative et la tenacité de l'auteur du livre sur le *Traitement des maladies chroniques de l'utérus* offre une importance capitale.

Pour en juger, il suffit de savoir que ces fibromes sont, d'une façon ou de l'autre, cause de la mort du plus grand nombre des femmes qui en sont atteintes, et cela à plus ou moins longue échéance ; que les opérations, déjà si graves par leurs conséquences, pratiquées pour d'autres fibromes, ne peuvent leur être appliquées ; que les palliatifs employés, pour fournir parfois quelques améliorations momentanées, ne modifient pas sensiblement le sort des malades et sont impuissants à enrayer l'évolution de ces tumeurs.

Or, comme nous le disons dans le cours de ce Mémoire : reconnaître les fibromes interstitiels de l'utérus de bonne heure, et les moyens ne manquent pas ; les attaquer par la méthode que nous venons de créer, alors qu'ils n'ont encore qu'un moyen ou pas trop fort développement et qu'ils menacent déjà, à ce degré de développement, l'existence des malades par les hémorrhagies successives et prolongées, et par d'autres accidents non moins redoutables, c'est ouvrir une porte de salut, sans faire encourir de grands dangers aux malades qui en sont affectées.

FIBROMES INTERSTITIELS DE L'UTÉRUS

Les fibromes ou fibro-myomes interstitiels de l'utérus sont intra-pariétaux ou développés entre les couches musculaires, sous-muqueux ou intra-utérins faisant saillie dans la cavité utérine, et sous-péritonéaux ou extra-utérins, suivant que leur développement se fait en dedans ou en dehors de la cavité utérine ou au milieu des couches musculaires des parois.

Ils peuvent être à la fois intra et extra-utérins, si, développés dans la trame du tissu musculaire et connectif des parois, ils font en même temps des poussées en dedans et en dehors de l'utérus de façon à lui faire prendre un volume toujours de plus en plus considérable.

Mais nous n'avons à nous occuper ici, eu égard au sujet que nous traitons, que des fibromes interstitiels intra-pariétaux et intra-utérins. Disons de suite que la paroi, dans laquelle se développent les fibromes interstitiels, peut ne pas être hypertrophiée ou ne l'être que très-peu ; que ces fibromes peuvent se déplacer en usant les parois utérines, en les amincissant, et se porter sous la muqueuse ou sous la séreuse pour devenir sous-muqueux ou sous-péritonéaux. Ils peuvent alors s'encapsuler et même se pédiculer tout à fait ; c'est à l'usure des fibres musculaires, à leur écartement qu'ils doivent ces résultats de pédiculisation ou d'encapsulement. Et en raison de cette facilité d'extension ou d'usure des muscles, une fois qu'ils sont encapsulés ou pédiculés, ils peuvent être éliminés spontanément.

Les fibromes ou fibro-myomes interstitiels sont les tumeurs les plus fréquentes, les plus communes parmi celles qui se développent sur le globe utérin ; ils sont relativement rares sur le col de l'organe. Partie du bas-fond de l'une des parois, la tumeur peut envahir le col, gagner, arriver sur l'une des lèvres en s'insinuant dans les interstices musculaires au lieu de se porter sur l'une des surfaces interne ou externe, et alors elle donne un ensemble d'épaisseur à toute la paroi et occupe toute l'étendue de la lèvre qu'elle déforme comme deux de nos observations le prouvent d'une manière absolue (Obs. I et II).

L'utérus peut être oblitéré, ainsi que cela a eu lieu dans notre observation V. Il peut n'être oblitéré que partiellement, en ce sens qu'on ne peut pénétrer dans l'orifice externe et à plus forte raison dans le conduit cervical avec le plus fin cathéter, et cependant, dans ces cas, les hémorrhagies peuvent être très-abondantes ainsi que cela a eu lieu dans notre observation II.

Laboulbène cite le cas d'une jeune dame de vingt-huit ans ayant succombé à l'hémorrhagie et dont il trouva l'utérus oblitéré par un volumineux léio-fibrome. Nous avons observé, avec M. Gosselin, un cas où la tumeur, ayant réduit les lèvres à la minceur d'une feuille de papier, adhérait avec elles et cependant le sang coulait aux époques.

Tel est enfin un cas que nous avons en observation, qui a été constaté par MM. Broca et Péan qui ont refusé toute opération, cas où depuis longtemps, la malade subit des hémorrhagies qui constituent le moindre des accidents, car la tumeur qui garnit l'utérus lui a imprimé un développement considérable. Cet organe enclavé dans le bassin, remontant au détroit supérieur, comprime exactement le rectum et la vessie, et donne lieu à toutes sortes d'accidents formidables y compris des accidents péritonéaux.

Les fibromes ou fibro-myomes interstitiels sont uniques ou multiples; et quelques-uns d'entre eux, qui paraissent sous-muqueux, sont formés par la réunion de plusieurs lobes agglomérés, rapprochés et recouverts par une capsule commune. Ils ont, par l'écartement et l'usure des fibres utérines, émigré hors des parois sous la muqueuse, ils ne tiennent plus aux parois que par de faibles racines, vivent en parasites et peuvent être énuclées. Dans d'autres cas on trouve deux, trois ou quatre tumeurs qui semblent distinctes par leur saillie sous la muqueuse, qui sont plus ou moins volumineuses et qui ont leur base au milieu du tissu utérin dont elles font parties. Ici l'énucléation est impossible. Elles paraissent ne faire qu'un tout par leur base. Tel est le cas représenté dans notre figure n° 8. Enfin ces fibromes peuvent exister en grand nombre au milieu des couches musculaires, former comme un chapelet dans ce tissu, se développer conjointement avec l'hypertrophie croissante des parois utérines tout en restant intra-muraux.

Le corps de l'utérus peut acquérir alors des proportions énormes par suite du développement des tumeurs et des parois qui les contiennent.

Il convient essentiellement de distinguer les fibromes qui ne font pas un tout avec la paroi utérine, qui n'y sont que faiblement implantés ou légèrement attachés après migration, qui vivent en parasites, qui sont encapsulés; et les fibromes interstitiels développés dans la trame du tissu musculaire ou connectif de l'utérus et qui font continuité avec ses parois. Ces derniers sont dépourvus de capsule; ils n'offrent qu'une mince, très-mince enveloppe constituée par la muqueuse utérine de revêtement du côté de la cavité utérine. Quand ils sont très-développés, ils peuvent avoir usé les parois du côté du péritoine de telle façon qu'il ne reste qu'une très-mince lame de recouvrement.

GRAVITÉ DES FIBROMES INTERSTITIELS

Les vrais fibromes interstitiels intra-pariétaux ou intra-utérins sont, sans contredit, de toutes les tumeurs bénignes par leur constitution anatomique, celles qui présentent le plus de gravité; qui, à un moment donné, compromettent le plus l'existence des malades, et à bref délai.

Ce degré de gravité s'accroît encore par les difficultés énormes qui s'offrent au chirurgien si, dans un moment de nécessité absolue, il se décide à intervenir activement pour chercher à sauver les malades.

Quels sont donc les motifs de cette grande gravité du fibrome interstitiel?

Les voici: D'abord il déforme facilement et promptement l'utérus qui peut, alors, offrir des déviations ou des inflexions extrêmes. Il est fréquemment cause de métrite interne, de métrite parenchymateuse, de pelvi-métrite et de toutes leurs conséquences, dont la pyémie est une des plus fréquentes. En troisième lieu, il suscite, dès le début, des hémorrhagies qui, d'abord, peuvent n'être que des ménorrhagies ou règles prolongées et plus abondantes, mais qui, à certains moments, prennent un caractère de ténacité, de durée et d'abondance tel que la vie des malades est quelquefois dans un danger d'autant plus immédiat qu'elles sont épuisées depuis plus longtemps.

Ce fibrome, à force de contractions de la part de l'organe utérin, qui cherche à s'en débarrasser, peut entraîner l'usure des parois correspondant à sa partie libre, et cette usure peut aller jusqu'à la perforation qui est alors suivie d'une péritonite mortelle.

Par la compression qu'il subit, il peut lui-même se sphacéler, et ce sphacèle peut s'étendre aux parois de l'utérus. Dans l'un et l'autre cas, le sphacèle peut être suivi d'accidents septicémiques promptement mortels. Encore que le fibrome ne se sphacèlerait pas, les parois utérines peuvent, par suite de compressions exagérées, être frappées elles-mêmes de sphacèle qui entraînerait les plus terribles conséquences.

Ces fibromes peuvent, enfin, par leur développement graduel et excessif, distendre considérablement l'utérus en en amincissant les parois tout en garnissant toute la cavité, à tel point que le globe peut remonter au-dessus du détroit supérieur et qu'il peut rester enclavé dans le bassin, de façon à ne plus pouvoir subir le moindre déplacement et à déterminer l'atrésie du canal vésical et du rectum. Dans de pareilles conditions, si les malades ne sont pas emportées par les hémorrhagies, elles doivent fatalement succomber à la péritonite ou à l'occlusion complète de l'intestin, comme nous en avons observé deux cas.

En cas de grossesse, ce genre de fibromes peut devenir un danger d'autant plus sérieux qu'ils ont un volume plus considérable, qu'ils restent plus immobilisables et que, par leur nature, ils sont moins susceptibles de régression ou d'élimination spontanée.

Tels sont les motifs et nous en avons probablement oublié d'autres, qui rendent ces fibromes éminemment graves dès qu'ils ont acquis un certain développement.

PRONOSTIC

Le pronostic du fibrome interstitiel est donc grave dès le début, parce qu'il doit s'accroître graduellement et que nous connaissons maintenant toutes les conséquences de cet accroissement.

Les fibromes pédiculés, ceux encapsulés même, peuvent être éliminés spontanément, c'est-à-dire qu'à force de contraction, après les avoir étranglés à leur base, la matrice peut les expulser et s'en débarrasser. Il y en a des exemples authentiques.

Cette terminaison heureuse n'est guère probable pour le fibrome resté interstitiel. On a observé, qu'à la suite de la ménopause, certaines tumeurs fibreuses de l'utérus, notamment les sous-péritonéales, en poussée dans la cavité abdominale, peuvent subir une régression atrophique et disparaître. Il en existe encore des exemples authentiques dans la science. Cette régression, possible aussi pour le fibrome interstitiel, n'a été, au moins d'après les données acquises et d'après notre propre observation, que très-exceptionnellement constatée.

Les fibromes peuvent subir une transformation calcaire ou osseuse. Cette tranformation peut n'avoir lieu qu'à la circonférence, ce qui donne à la tumeur une coque calcaire ou osseuse, ou par infiltration qui pénètre la tumeur.

Ces transformations appartiennent plutôt aux fibromes sous-péritonéaux et à ceux encapsulés, faiblement adhérents aux parois, vivant en parasites, qu'aux fibromes qui font une vraie continuité avec le tissu des parois utérines dans lesquelles ils se confondent, s'enclavent, et qui sont souvent dépourvus de capsule. Ceux-ci ne sont donc généralement pas susceptibles, comme les fibromes sous-péritonéaux, ou les tumeurs fibro-cystiques et comme les fibromes intra-utérins encapsulés, d'une guérison spontanée par régression atrophique, résorption des parties liquides, ou par transformation calcaire ou osseuse.

Si, comme les fibromes pédiculés ou encapsulés, le fibrome interstitiel peut être frappé d'inflammation ou de nécrose, c'est tout au détriment des malades, parce que la septicémie, la pyémie en sont les conséquences.

Une des chances les plus favorables qui puisse être admise à son égard, c'est celle de sa régression au cours ou à la suite de la ménopause. Mais s'il existe dans la science un ou plusieurs exemples de cette nature, authentiques et bien précis, c'est à titre d'exception.

Il faut être logique avant tout ; si le fibrome interstitiel, intra-mural ou sous-muqueux, faisant continuité avec les parois utérines, n'offre qu'une seule perspective, celle de croître continuellement et d'entraîner fatalement, dans un temps plus ou moins éloigné, la mort des malades, n'importe de quelle manière, il découle rigoureusement qu'il faut chercher à le détruire dès son apparition, dès que son existence est bien et dûment constatée.

Je ne me dissimule point qu'une pareille conclusion heurte les principes admis par la plupart sinon par tous les chirurgiens, principes qui se résument en ces conclusions : « qu'il faut, pour tenter d'enlever de semblables tumeurs, que la vie des malades soit directement et immédiatement menacée, et qu'on ne doit pas s'autoriser, pour agir, de dangers plus ou moins éloignés et, au demeurant, problématiques. »

Il faut réagir contre ces préceptes qui semblent dictés par une saine et judicieuse appréciation des résultats pratiques obtenus jusqu'ici, et se demander : si ce n'est pas aux méthodes et procédés opératoires employés qu'il convient d'attribuer une solution aussi radicale ; si cette solution n'est pas à l'avantage des chirurgiens dont elle légitime l'abstention dans un grand nombre de cas, plutôt qu'à celui des malades qu'elle abandonne un peu aux aventures de l'évolution de pareilles tumeurs, qui peuvent, parfois. arriver à compromettre rapidement l'existence, sans que l'art ait eu la puissance, ou le temps d'intervenir fructueusement.

Examinons un instant ces deux points.

CAUSES D'ABSTENTION DE TENTATIVES OPÉRATOIRES

Les thèses de concours pour l'agrégation, de Jarjavay d'abord, de MM. Guyon et Pozzi ensuite, contiennent les travaux les plus importants à ce point de vue. Ces trois auteurs sont arrivés successivement et par répétition à cette conclusion radicale que nous avons plus haut mentionnée.

Sur quoi se sont-ils basés pour l'émettre ? sur les résultats peu encourageants fournis par les diverses méthodes et procédés opératoires employés, qui, tous sans exception, présentent des difficultés très-grandes et exposent à des dangers de toutes sortes.

Encore dans l'ensemble de ces résultats ont-ils confondu ceux fournis dans les tentatives d'énucléation des fibromes encapsulés et ceux où il y a eu tentative de détachement ou de dissection de fibromes interstitiels intra-muraux et sous-muqueux qui nécessitent l'exécution de manœuvres opératoires dans la cavité utérine elle-même. Il y a pourtant une distinction fondamentale à établir entre ces genres de fibromes au point de vue des méthodes et procédés d'ablation.

Si cette conclusion de n'intervenir par une opération que quand il y a danger immédiat ou certain de mort est motivée, d'après l'appréciation de ces auteurs et de tous ceux qui se rangent à leurs avis, par les difficultés d'application des procédés opératoires, et par les dangers considérables qu'ils suscitent, il n'en est pas moins vrai que les malades restent toujours sous le coup de menaces qui, pour être plus ou moins éloignées, laissent un vaste champ à l'imprévu. Or, pareille conclusion ne peut être à leur bénefice.

Nous venons de le prouver, ce sont les méthodes et procédés opératoires avec leur cortége de difficultés et de dangers qui ont commandé et commandent encore aujourd'hui cette extrême réserve.

Mais si, à côté de ces méthodes et procédés, il y a une autre méthode qui, avec ses variétés de procédés opératoires, met à l'abri de la plupart de ces dangers si considérables; si par-dessus tout, des faits résultant de sa mise en œuvre viennent donner une preuve irrécusable de son innocuité relative — je ne dis pas complète — et de ses succès, il y a motif à modifier cette conclusion si rigoureuse établie comme précepte, et on y arrivera plus tard.

MÉTHODES ET PROCÉDÉS ANCIENS

Voyons d'abord sommairement quels sont les méthodes et procédés opératoires mis en pratique jusqu'à ce jour, pour l'ablation ou la destruction des fibromes dont il s'agit, suivant qu'ils sont encapsulés, ou qu'ils sont intra-muraux ou sous-muqueux et sans encapsulation.

Comme méthode, c'est l'hystérotomie par les voies naturelles dont les procédés varient :

1° Parmi ces procédés, il y a d'abord l'énucléation qui ne

s'attaque et ne peut s'attaquer qu'aux fibromes encapsulés, devenus des parasites peu enracinés dans le tissu fibreux de l'utérus ; 2° la dissection ou ténotomie intra-utérine qui s'attaque aux fibromes pariétaux, développés plus ou moins considérablement dans la cavité de l'utérus où ils font saillie ; 3° la ligature soit avec un fil de fer, au moyen de l'écraseur, soit avec un fil de chanvre double ou triple ; 4° les caustiques.

1° *Énucléation.* — Velpeau, Amussat et d'autres ont, dans quelques cas, tenté l'énucléation et ont parfois réussi.

Il y a plusieurs manières d'opérer l'énucléation :

Après incision du col sur ses commissures et dilatation suffisante, on cherche à attirer le fibrome en dehors ou au niveau du museau de tanche avec des pinces à griffes, et on tâche de l'énucléer en déchirant la capsule sur le bord qui tient à l'utérus, ou en faisant avec des ciseaux des incisions sur cette capsule. Les tractions, combinées alors avec les incisions, peuvent entraîner la tumeur au dehors. Ce résultat obtenu, on fait ou l'énucléation, en déchirant toute la capsule, ou l'abrasion par dissection.

On peut même, sur l'indicateur préalablement introduit dans la cavité utérine, conduire un ténotome mousse à la pointe, et aller sectionner la capsule au point d'émergence, puis chercher à énucléer avec l'ongle du doigt qui perçoit mieux les parties sur lesquelles il agit, ou combiner, suivant les besoins, l'action de l'ongle et celle du ténotome.

Marion Sims incise la capsule et cherche à dégager la tumeur de cette enveloppe, puis il attend que les contractions utérines la poussent au museau de tanche et l'y engagent, pour en opérer la section après. Il a eu deux morts sur quatre opérées.

2° On peut tenter l'ablation de la tumeur par une ligature portée sur elle, ou par la chaîne de l'écraseur linéaire. Mais ces manœuvres sont extrêmement difficiles et la ligature comme la chaîne de l'écraseur linéaire, dans les cas les plus heureux, n'embrassent et n'entraînent qu'une partie. Cela est suffisant cependant pour arrêter les hémorrhagies, et d'ailleurs la portion restante peut disparaître par voie de nécrose, de suppuration ou de régression.

Altée incise une partie de la mince enveloppe de ce genre de fibrome pour amener la destruction de toute la masse ; Baker Brown enlève un morceau de la tumeur, et y taille une excavation pour atteindre le même but.

3° On a cherché à obtenir les mêmes résultats avec des caustiques portés sur un point déterminé de la tumeur, en en répétant plusieurs fois l'application pour obtenir une destruction partielle, espérant la destruction complète par nécrose consécutive ou par suppuration.

Nous n'aurions pas parlé de toutes ces méthodes ou procédés plus ou moins dangereux, si celle que nous allons exposer bientôt ne s'adressait pas également aux fibromes encapsulés et aux fibromes interstitiels proprement dits.

4° *Dissection ou ténotomie intra-utérine.* — La dissection intra-utérine, qui s'attaque aux fibromes interstitiels, ne peut être tentée que quand la tumeur fait saillie dans la cavité utérine et que son volume et l'espace libre dans cette cavité permettent les manœuvres nécessaires à son accomplissement. C'est une opération audacieuse, hérissée de dangers, d'une très-difficile exécution et dont le seul exemple de succès bien authentique, est celui que nous avons publié dans la *Gazette médicale*, de Paris, en 1872, que nous avons reproduit dans notre livre sur le *Traitement des maladies chroniques de l'utérus*, 2e édition, et dont la thèse d'agrégation de M. Pozzi a donné un long extrait. Nous avions pratiqué l'opération, en 1871, en présence et avec le concours de notre éminent confrère Ricord et de son neveu le docteur Calvo.

Le procédé opératoire auquel ont eu recours les rares chirurgiens qui ont osé l'entreprendre, consiste à disséquer avec des ténotomes mousses guidés sur le doigt préalablement introduit, la tumeur d'avant en arrière, pour terminer par la partie attenante au fond de l'organe. Cette manœuvre, horriblement périlleuse, a été sans doute, la cause des revers qui ont suivi les deux seules tentatives qui aient été faites à notre connaissance, tentatives à nous racontées confidentiellement.

Voici le procédé que nous lui avons substitué, après avoir, dans le cas dont il s'agit, perdu un temps long et précieux à suivre le même errement :

FIBROME INTERSTITIEL INTRA-UTÉRIN

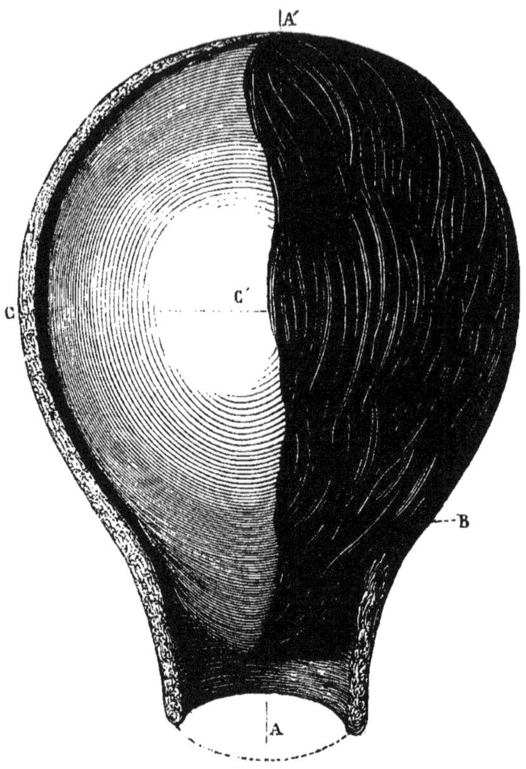

Fig. 1. — AA' Ligne indiquant le segment du fibrome encastré dans l'utérus (partie noire) et celui libre dans la cavité (partie transparente).

B Ligne indiquant le point où le fibrome se détache de la partie utérine, vers l'ouverture supérieure du col.

C C' Ligne transverse qui partage la cavité utérine en segments supérieur et inférieur.

De A' à C'. Toute la partie noire est celle où a porté la première dissection, en commençant par A' sur les faces antéro-postérieure et latérale gauche, pour faire basculer le fibrome.

Inciser les commissures du museau de tanche, en A, avec des ciseaux droits pour obtenir une dilatation suffisante. Cette dilatation obtenue, l'indicateur gauche est introduit dans la cavité utérine, et, suivant l'espace resté libre dans l'utérus, il pénètre jusqu'au bas-fond de celui-ci. Une fois qu'il y est arrivé, et qu'il a pu circonscrire la tumeur en déterminant ses rapports, on glisse, avec la main droite, sur ce doigt qui sert alors de conducteur, un ténotome monté sur un manche long, à lame un peu courbe sur plat, mousse à la pointe, tranchant à gauche. Quand l'instrument est arrivé au fond de l'utérus, on fait subir à la lame une rotation qui porte son tranchant gauche à droite, la convexité dirigée sur la paroi utérine, la concavité sur la tumeur. Relevant alors le manche sur le pubis, pour incliner un peu en bas l'extrémité mousse, on commence la dissection et on dissèque du côté de la tumeur, de façon à séparer des parois cette partie qui en forme la base en A'. Puis on remplace ce ténotome par un autre semblable, tranchant à droite, en suivant les mêmes principes. Le premier a disséqué de droite à gauche, par rapport à l'opérateur; celui-ci va, de la même manière, disséquer de gauche à droite. Quand la base est, par cette dissection, séparée des parois, on glisse, sur le doigt resté dans l'utérus, une longue pince à mors dentelés en cuiller, en opérant tel mouvement de bascule ou de rotation qu'il faut pour faire arriver son extrémité sur la pulpe de celui-ci. Alors on écarte les mors en les appliquant, par leurs côtés, sur la partie médiane de la base de la tumeur. Au même instant on relève fortement le manche sur l'arcade pubienne, on presse sur les mors ouverts pour leur faire saisir une portion de celle-là, et cela est facile suivant la force que l'on emploie et l'écartement de ces mors. Puis, dans cette même position, on serre fortement la pince qui embrasse, sans contredit, une portion de tissu et la tient bien sans la déchirer. On confie alors à un aide les branches de la pince maintenue serrée par un écrou, en recommandant de tirer, tout en la maintenant dans la même direction.

Dès qu'il s'est assuré que la pince tient solidement, l'opérateur reprend le premier ténotome qu'il glisse sur l'indicateur gauche réintroduit dans la cavité utérine, et va poursuivre, de droite à gauche, la dissection commencée, par des incisions faites sur la tumeur elle-même, en ménageant soigneusement les parois utérines, que le doigt indicateur interposé protège en guidant l'instrument. Puis, il change de ténotome pour reprendre la dissection de gauche à droite, et ainsi de suite jusqu'à ce qu'il ait détaché à peu près toute la partie supérieure, celle qui correspond au bas-fond, entre A' et C. Ceci devient d'autant plus facile qu'à mesure qu'il dissèque, l'aide attire en avant et en la renversant, la portion détachée. Arrivé à ce point, l'opérateur, pour aller plus vite et agir avec plus de sécurité, se sert de longs ciseaux un peu courbes sur plat, vers la pointe, et à extrémité mousse. Il glisse ces ciseaux sur l'indicateur resté en place, d'abord la pointe en bas, ainsi que la convexité des lames. A mesure qu'il avance dans la cavité, il relève la pointe de l'instrument vers l'horizontale; et, enfin, quand il est arrivé au ras de la portion détachée de la tumeur, par un mouvement de rotation de droite à gauche, en même temps qu'il élève graduellement le manche des ciseaux sur l'arcade pubienne, il fait arriver la face convexe des lames sur la paroi antérieure du fond utérin, tandis que la concavité s'applique sur la tumeur. A ce moment, l'aide attire à lui, de plus en plus fortement, la tumeur, pour bien renverser la partie détachée, et l'opérateur relève encore plus le manche des ciseaux pour en porter la pointe sur la partie postérieure qui reste à disséquer. Alors, écartant les lames, il incise à coups de ciseaux et toujours du côté de la tumeur pour ne pas blesser les parois utérines qui sont, du reste, protégées par la pulpe du doigt qui sert de guide. Il poursuit ainsi la dissection. A mesure que la tumeur se renverse par les tractions exécutées par l'aide, cette dissection devient désormais de plus en plus rapide et facile, et, bientôt, toute la tumeur est séparée de l'utérus et entraînée au dehors.

Depuis sept ans que notre opération a été pratiquée, il n'y a pas eu de récidive (nous avons la pièce anatomique que nous conservons). Cette grande probabilité de non récidive, est sans contredit, le plus puissant aiguillon pour faire affronter toutes les difficultés et tous les dangers, ce que ne pourrait faire la menace d'une mort prochaine, s'il s'agissait d'une de ces tumeurs dont la repullulation est à peu près certaine après la réussite.

L'hystérotomie sus-pubienne pratiquée pour d'autres cas, fibromes sous-péritonéaux volumineux, tumeurs fibro-cystiques ou fibromes intra-muraux ayant augmenté énormément le volume de l'utérus, etc., n'a jamais été tentée pour enlever un fibrome interstitiel sous-muqueux; et, en supposant qu'avec les grandes mutilations qu'elle nécessite, et les grands dangers auxquels elle expose, elle pût être appliquée, ce ne serait que dans des cas extrêmement restreints, ceux où la tumeur laisserait indemne la partie sous-vaginale du col, et une partie de la sus-vaginale.

MÉTHODE NOUVELLE

HYSTÉROTOMIE IGNÉE PAR LES VOIES NATURELLES

En revanche, l'hystérotomie ignée par les voies naturelles dont nous avons fait une méthode en précisant son but, décrivant ses divers procédés d'application suivant les cas, et les précautions à prendre, commence à se poser avec de grands avantages en face de ses devancières. Quoique les faits soient encore peu nombreux (six), les succès obtenus la commandent à l'attention des chirurgiens.

Cette méthode n'expose pas aux hémorrhagies, elle n'expose pas à l'inflammation traumatique violente et à toutes ses conséquences. Elle a l'avantage d'empêcher d'une manière à peu près certaine l'infection putride, et elle met une barrière insurmontable à la résorption purulente. En outre, elle est en réalité moins douloureuse que les autres.

OVARIOTOMIE NORMALE POUR ARRÊTER LES HÉMORRHAGIES DANS DES CAS OU LES FIBROMES N'ONT PU ÊTRE ENLEVÉS OU MÉTHODE DE PALLIATION

Hegar, de Fribourg, a enlevé deux fois des ovaires sains au moyen d'incisions dans les culs-de-sac pour faire cesser les hémorrhagies qui étaient dues à la présence de fibromes et qui menaçaient l'existence. Toutes les méthodes de traitement avaient échoué contre ces hémorrhagies, et l'ablation du fibrome avait paru offrir plus de danger que l'ovariotomie normale. Les résultats en furent excellents et, durant neuf mois consécutifs, il n'y eut plus d'hémorrhagie. Le volume de la tumeur sembla même avoir diminué.

Tremholme, de Montréal, a également pratiqué l'ovariotomie normale pour des hémorrhagies dues à une tumeur fibreuse, dont l'ablation avait été jugée impossible. Quatre mois après, la malade allait bien et les hémorrhagies avaient cessé.

Si la fin justifie les moyens, cette opération peut être réellement justifiée. Mais en supprimant des ovaires sains on laisse le fibrome, et il faudrait plusieurs années d'examen consécutif pour savoir si ces fibromes n'ont pas été ultérieurement causes de métrorrhagies nouvelles, car ce ne sont pas seulement les ovaires ou l'ovulation qui donnent lieu aux hémorrhagies en cas pareil. Il faudrait savoir, en outre, si les tumeurs fibreuses n'ont pas progressé, plus tard, pour compromettre d'une autre façon l'existence des malades. En tous cas, ces tentatives justifiées par la persistance d'accidents compromettants et par l'impossibilité d'enlever le fibrome, témoignent de l'énorme gravité de ces tumeurs, et sont une preuve de plus en faveur des principes que nous soutenons, à savoir qu'il faut les attaquer de bonne heure, dès qu'on peut les soupçonner.

Si le fibrome interstitiel est, en dehors des cancers, de toutes les tumeurs de l'utérus, la plus grave, celle qui entraîne presque fatalement la mort des malades dans un délai plus ou moins éloigné après avoir donné lieu à des accidents multiples, plus ou moins souvent répétés, en tête desquels figurent les métrorrhagies ;

Si d'autre part, les tentatives opératoires sont si scabreuses et exposent à de tels dangers qu'on ait cru pouvoir établir en principe, qu'il ne faut tenter l'opération qu'en cas de danger immédiat et certain de mort, il coule de source que, si on se trouve en présence d'une méthode qui supprime presque tout danger, on devra la mettre en pratique aussitôt que le fibrome sera reconnu.

Donc plus on reconnaîtra de bonne heure un fibrome interstitiel, lorsqu'il n'aura qu'un médiocre ou pas trop fort développement, plus les chances de succès seront grandes, tout comme pour la lithotritie où on a d'autant plus de chances de réussite que le calcul est reconnu de bonne heure, et que son volume est moins considérable. Il importe au plus haut point de pouvoir arriver à ce diagnostic.

PHÉNOMÈNES MORBIDES QUI PERMETTENT DE SOUPÇONNER UN FIBROME INTERSTITIEL

Parmi ces phénomènes morbides et, en première ligne, se placent les menstruations prolongées et abondantes, qui finissent par épuiser les malades, qu'on nomme ménorrhagies, et les métrorrhagies qui surviennent en dehors des époques périodiques et qui les intervertissent. Ce signe, quoique appartenant à d'autres affections utérines, a une très-grande valeur ici, en raison de sa répétition et de sa persistance.

En deuxième ligne, nous pouvons hardiment placer certaines douleurs lombo-sacrées ou à la fois lombaires et hypogastriques qui se manifestent avec plus ou moins de violence trente-six à quarante-huit heures et quelquefois plus avant que le sang coule, c'est-à-dire pendant la période de congestion, durant laquelle l'organe entrant en érection se contracte et cherche à expulser la tumeur qui le gêne. Ces douleurs, il est vrai, sont, comme les pertes de sang, communes aux fibromes pédiculés, encapsulés et aux fibromes interstitiels. On les retrouve aussi dans les flexions extrêmes.

Mais, en dehors de ces douleurs, il en existe d'autres qui, pour avoir moins d'intensité, être sourdes mêmes, n'en sont pas moins tenaces, persistantes, et qui sont, on peut dire, un boulet attaché au corps des malades.

Ces douleurs sont inguinales, hypogastriques, sacrées, sacrolombaires, iléo-fémorales, suivant la situation du fibrome, ses rapports, son étendue ; mais elles ne font jamais défaut, ce dont on peut se convaincre en interrogeant attentivement les malades. Si le repos au lit les soulage, il ne les fait pas toujours disparaître. Ces douleurs, qui existent également dans les flexions, révèlent alors dans celles-ci ces complications d'engorgements de toutes sortes qui les accompagnent ou les ont précédées comme causes, et si elles sont les satellites de certaines tumeurs malignes, elles ont moins d'intensité et sont mieux calmées par le repos quand elles sont liées au fibrome que dans celles-ci, où rien ne les apaise complétement.

Après ces douleurs viennent des troubles d'organes voisins ou éloignés ou des troubles de systèmes par retentissement, par action réflexe, comme on dit. Ces troubles, qui sont communs à presque toutes les affections utérines, notamment aux déviations, déplacements, etc., appartiennent surtout aux tumeurs fibreuses et en particulier aux fibromes interstitiels.

MOYENS DE RECONNAITRE LE FIBROME INTERSTITIEL INTRA-UTÉRIN OU PARIÉTAL, UNE FOIS SOUPÇONNÉ

Après avoir soupçonné un fibrome interstitiel, il importe, pardessus tout, de s'assurer de son existence le plus tôt possible, de bien constater ses rapports, sa situation dans l'intérieur de l'utérus, son étendue, sa conformation. Ces notions paraissent très-difficiles, sinon impossibles à acquérir, quand on soupçonne le fibrome de bonne heure, alors qu'il est peu ou moyennement développé. Cependant, à force de patience, d'examens réitérés dans les moments opportuns, il nous a paru qu'on devait arriver au but ; c'est au moins la conviction que nous a suggérée notre pratique.

En effet, en introduisant l'indicateur dans la cavité utéro-cervicale dans les premières trente-six ou quarante-huit heures de l'explosion menstruelle, alors qu'après s'être épuisé en contractions inutiles pour expulser un corps qui le gêne, l'utérus entre en relâchement, et que le museau de tanche raccourci et dilaté permet cette introduction, on peut pousser cet indicateur dans la cavité du globe et aller exercer une exploration minutieuse qui donne les notions suffisantes à force d'être répétée avec discernement.

Si l'introduction de l'indicateur était impossible par suite de la tension de l'une des lèvres, celle opposée au fibrome quand celui-ci s'étend à l'une d'elles, il ne faudrait pas balancer à élargir l'espace en faisant cesser cette tension par une incision portant sur chaque commissure et divisant complétement les tissus. Ce moyen nous paraît bien supérieur à tous les procédés de dilatation, et n'expose pas, suivant nous, aux accidents que peut susciter cette dernière, de quelque façon qu'on l'exécute. Donc l'exploration directe avec le doigt, toujours possible quand on sait manœuvrer et choisir son moment, est le seul moyen d'avoir des notions précises pour justifier un diagnostic préalablement conjecturé; et si on a soin de faire l'exploration péri-utérine avant l'exploration intra-utérine, on arrive à avoir les notions les plus exactes.

Il est de notoriété scientifique qu'un fibrome dont on a enlevé une partie peut s'enflammer ou se nécroser sur le restant de son étendue, et plus ou moins complétement disparaître soit par suite de nécrose, soit par le fait de la suppuration.

Le procédé de Baker-Brown, qui consiste à tailler un disque en excavation dans la tumeur, est absolument basé sur ce fait d'observation.

C'est aussi sur ce fait qu'est basée l'application d'un caustique sur un point déterminé pour atteindre le même but.

Nous pouvons soutenir que le procédé d'ablation par étranglement avec la chaîne de l'écraseur ou une ligature, quand il ne parvient qu'à enlever une partie de la tumeur, et que le reste disparaît, corrobore le même principe. Ajoutons toutefois que ces divers procédés n'ont été appliqués qu'aux fibromes encapsulés.

Nous avons démontré toute la gravité du fibrome interstitiel ; nous avons fait ressortir toutes les difficultés et les dangers inhérents aux opérations faites pour les enlever, et qui sont tels qu'ils ont motivé ce précepte de n'intervenir que quand il y a danger immédiat et certain de mort. D'autre part, nous venons d'énumérer les phénomènes morbides qui peuvent faire soupçonner ce fibrome de bonne heure, et les moyens d'obtenir un diagnostic précis.

Nous avons énoncé que l'hystérotomie ignée par les voies naturelles est une méthode qui préserve de beaucoup sinon de tous les dangers inhérents aux anciennes, et, qu'au moyen de cette méthode, plus on opère de bonne heure, plus la réussite est assurée. Examinons donc cette méthode et ses procédés.

Il n'est point nouveau qu'on ait cherché à détruire avec le fer rouge certaines tumeurs intra-utérines. L'exemple le plus précis et le plus authentique est celui de Dieulafoy, de Toulouse, en 1848.

Sur une femme sujette à des métrorrhagies, ce chirurgien constata la présence d'une tumeur dans la cavité utérine. Il proposa en consultation, à trois autres confrères, qui ne voulurent point accéder, d'attaquer cette tumeur par le fer rouge.

Malgré l'avis contraire, il prépara une dilatation suffisante et, en trois séances, il eut le bonheur de détruire cette tumeur. Les trois confrères opposants purent ensuite constater la guérison. Mais le diagnostic de cette tumeur n'est pas établi, pas plus que ses rapports avec les parois utérines. Il est dit que, après dilatation du col, on voyait distinctement la tumeur : ce qui signifie qu'après dilatation de l'orifice externe, on voyait se présenter dans la cavité du col, ou tout au plus, à son ouverture interne, une tumeur.

Il est certain que d'autres avant ou après lui, ont également employé le fer rouge pour détruire des tumeurs, ou en ont détruit, tout en ne cherchant peut-être qu'à maîtriser par ce procédé, les hémorrhagies auxquelles elles donnaient naissance. Nous-même, dans notre Ouvrage sur le *Traitement des maladies chroniques de l'utérus*, nous citons divers exemples semblables, où nous avons agi sans notions plus précises sur les rapports et le volume des tumeurs. Mais il n'est, à coup sûr, pas d'exemple où, de propos délibéré, après avoir acquis toutes les notions précises de diagnostic, tant sous le rapport de la nature, du volume, de la conformation et des racines de la tumeur, on ait voulu opérer un fibrome interstitiel intra-mural ou intra-utérin.

D'ailleurs le fer rouge ainsi porté dans l'utérus ne constituait qu'un moyen un peu aventureux.

L'hystérotomie ignée est aujourd'hui une méthode correcte, basée sur des indications d'opportunité, de circonstances et reposant sur des principes fixes. C'est avec des instruments tranchants, acérés, pointus ou mousses, de formes très-variées et rougis au feu qu'on exécute la dissection, la destruction des tumeurs, au lieu d'agir avec les mêmes instruments à froid.

Au cours de notre longue pratique de myotomie utéro-vaginale ignée pour le redressement et la guérison définitive des déviations extrêmes de l'utérus, il nous était arrivé fort souvent d'avoir à compter avec certaines hyperplasies, hypertrophies ou intumescences fibroïdiformes de moitié des parois incurvées du col et, quelquefois, de tout le col et de partie du globe utérin.

Après les sections utéro-vaginales pour le redressement, nous nous attaquions avec des ténotomes *ad hoc*, à la face interne de ces mêmes parties engorgées, par conséquent à la face interne de la cavité du col et du globe.

L'absence de tout accident consécutif, et la destruction complète de ces engorgements, ou hypertrophies, nous avaient suggéré l'idée de pousser plus loin les applications de cette méthode.

Dans quatre cas d'élongation vraiment hypertrophique avec prolapsus, dont deux avec des inflexions extrêmes (fig. 3 et 4), nous nous sommes trouvés en présence de parties hypertrophiées. Dans le cas de la figure 2, l'hypertrophie fibroïdiforme se poursuivait dans la cavité utérine en occupant toute la face postérieure du globe prolabé.

ÉLONGATION HYPERTROPHIQUE DE TOUT LE COL ET DE PARTIE DU GLOBE AVEC PROLAPSUS.

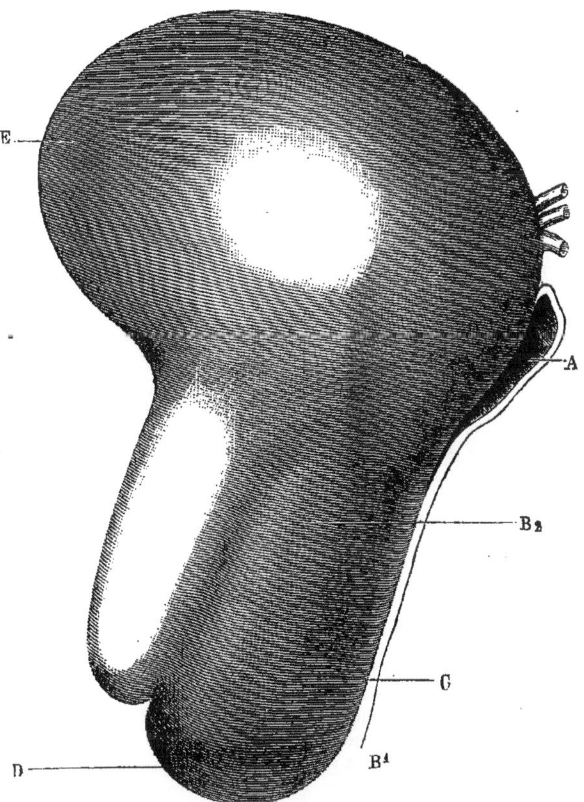

Fig. 2. — A. Point d'invagination à gauche par suite d'abaissement du globe. — B^1 et B^2. Partie postérieure du col en élongation avec intumescence fibroïde ayant envahi toute la lèvre postérieure D, et se poursuivant jusqu'à A, au-dessus de l'ouverture cervicale interne. — De A à B^1, paroi vaginale postéro-latérale gauche. — E. Incurvation en allongement du globe à droite. — Sur le point A, après refoulement du vagin et effacement du pli, première incision transverse, puis seconde incision plus en arrière et un peu au-dessous. — Sur B^2 et C, deux incisions transverse. — De A jusqu'un peu au-dessous de B^2, deux incisions longitudinales semi-elliptiques et abrasion superficielle des tissus intermédiaires. — La ligne C représente le point où a porté la résection du col.

— —

Fig. 3. — Élongation hypertrophique avec antéflexion extrême donnant à l'utérus la forme d'un escargot, avec hypertrophie de la partie antérieure du globe se continuant avec celle du col.

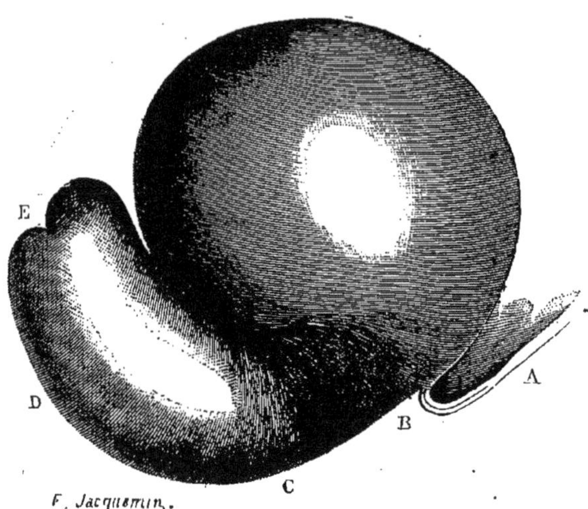

A. Invagination ou repli du vagin au-dessous du ligament utéro-vésical.
B. Jonction du col avec le globe.
C, D, E. Flexion du col sur le globe avec hypertrophie fibroïde de toute la partie antérieure du col et d'une portion de celle du globe.
A et B. Deux incisions transverses supérieures.
C. Incision transverse moyenne.
D. Incision transverse inférieure.
De B à D, les deux incisions elliptiques.
Entre D et E, résection du col.

Nous avons eu un complet succès sous tous les rapports, et nous devons ajouter que l'une de ces malades (Obs. LXXXVII) vient d'accoucher naturellement et à terme après la deuxième année qui a suivi son opération de rétroflexion extrême avec élongation hypertrophique dont voici la figure ;

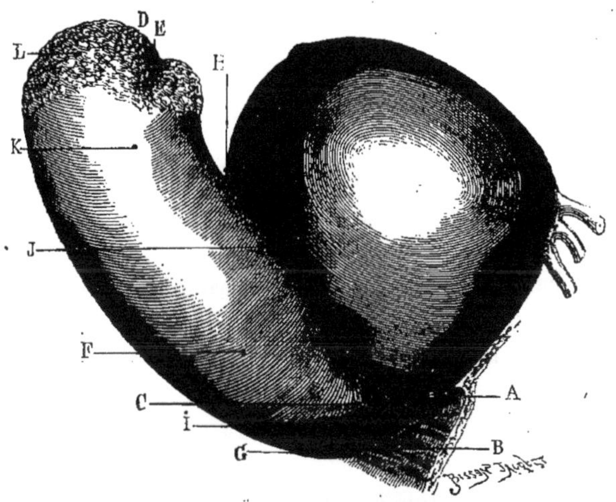

Fig. 4. — Prolapsus de l'utérus en rétroversion oblique gauche avec invagination. Élongation hypertrophique du col. Saillie hypertrophique de la lèvre postérieure. Flexion du col en avant, en haut sur le globe, le museau de tanche dépassant en haut le niveau du globe ; 12 centimètres et demi à la mensuration par le cathétérisme du conduit cervico-utérin.

A. B. C. Invagination avec pli postérieur formé par le globe abaissé.

D. Lèvre postérieure hypertrophiée et proéminente.

E. Ouverture du museau de tanche.

H. G. Lignes formant l'angle sous lequel le col est rétrofléchi avant l'opération.

Entre A et B, au point où aboutit la ligne C, incision transverse supérieure après déplissement du vagin et refoulement du globe en haut, en arrière.

C. Sur la face postérieure du col, incision transverse moyenne.

J. Incision transverse inférieure.

De B à J, en comprenant les parties situées entre C I G F, aboutissant à J, deux incisions longitudinales semi-elliptiques au milieu desquelles est faite l'abrasion.

K. Point où a porté la section du col.

Toutes ces observations sont consignées dans notre Ouvrage *(Traité des maladies chroniques de l'utérus)*.

A partir de ce moment, nous avons conçu et régularisé le procédé pour aller, avec des ténotomes variés, attaquer les fibromes interstitiels intra-muraux et sous-muqueux.

Restait l'application à faire dans un cas bien déterminé.

L'occasion ne tarda pas ; six cas se sont présentés depuis lors. Le succès obtenu dans chacun d'eux est venu s'ajouter à la somme des faits dont nous venons de parler. Ces six cas complètent et sanctionnent toutes les notions que nous avions sur la puissance curative et l'innocuité de la méthode.

PROCÉDÉ OPÉRATOIRE

Voici comment nous procédons pour opérer : Le fibrome a été parfaitement reconnu et tous ses rapports sont constatés. Un cathéter métallique à curseur et à pas de vis (fig. 1 et 2) a déjà été introduit avec prudence dans la cavité cervico-utérine pour mesurer aussi exactement que possible le diamètre longitudinal de cette cavité. Après cette mensuration, la tige du cathéter a été fixée sur la canule-coulisse, à la longueur voulue, c'est-à-dire en laissant un centimètre et demi de distance entre l'extrémité de cette tige et le bas-fond utérin.

Cet espace est destiné à limiter l'action de l'escarre sur le fond du fibrome quand les instruments l'attaqueront ; par conséquent à empêcher que l'escarrification n'aille atteindre les parois utérines.

Trois à quatre cathéters semblables et de plus en plus fort calibre sont fixés au même point. Tous ces instruments ne doivent être chauffés qu'au rouge cerise.

La malade disposée convenablement, le spéculum introduit, l'utérus engagé par son col dans le champ de l'instrument, et l'orifice externe se présentant directement, le premier cathéter est poussé rapidement le long du conduit cervical qu'il franchit, jusqu'au fond de l'utérus, en appuyant fortement sur la saillie formée par le fibrome. C'est un premier trajet escarrificateur opéré : la voie est ouverte. Un second, un troisième et même un quatrième cathéter sont successivement introduits de la même manière et avec plus de facilité. Ils sont destinés à agrandir la route, en l'entourant d'escarres protectrices. Cette route porte surtout sur la partie saillante et centrale du fibrome puisqu'on appuie fortement de ce côté pour réaliser ce but.

Alors un ténotome, forme de bistouri droit, acéré à la pointe, à lame très-effilée de la pointe à la base, ayant plus de largeur vers la base, tranchant d'un côté, à dos mousse, pouvant atteindre la longueur de la partie pénétrante du cathéter (fig. n° 3), est porté dans la cavité utérine, le tranchant tourné du côté de la tumeur et juste à la partie centrale, suivant la gouttière produite par les autres instruments et en appuyant toujours fortement le tranchant de ce côté. Il est destiné à sectionner la tumeur longitudinalement, sur la partie moyenne. Dans quatre ou six autres applications semblables du même instrument, cette fois dirigé deux ou trois fois sur la gauche et deux ou trois fois sur la droite de la section longitudinale, on va atteindre profondément le fibrome sur toute sa superficie intra-utérine en le divisant obliquement et tenant compte que chaque section produit, par irradiation, une escarre qui, de chaque côté, s'étend à quelques millimètres de la partie centrale, en éventail. Un autre ténotome de même forme, à faces arrondies (fig. n° 4) sur les côtés, est dirigé de la même façon pour mieux creuser les gouttières. Ces dernières sections opérées on porte rapidement le ténotome semi-olivaire en présentant sa face arrondie du côte du fibrome, et la partie plate du côté opposé (fig. n° 9).

Ce ténotome est introduit deux fois coup sur coup; puis, avec des ténotomes triangulaires (fig. n° 5), lancéolaires, à double tranchant (fig. n° 6), d'autres en truelle, à trois arêtes sur une face, l'autre étant plate (fig. n° 7), on continue l'escarrification toujours plus profondément du côté de la tumeur.

Enfin, on termine l'opération par l'introduction du plus gros cathéter à curseur, qui, appuyant fortement sur la partie centrale du fibrome, est destiné à achever l'escarrification du sommet, du côté du bas-fond utérin. On peut objecter à cette manière de procéder que, si elle préserve des hémorrhagies et de la septicémie, elle expose à la perforation des parois utérines, soit par l'action directe des instruments, soit par suite de la chute d'escarres qui se seraient trop étendues en profondeur. Nos six cas répondent péremptoirement à cette objection. Nous ferons observer ensuite que, comme on agit sur des fibromes de moyen développement, les parois de l'utérus sont rarement fort amincies sur l'un des points de la face externe, et que, le fussent-elles, on ne risquerait absolument rien parce que les incisions ne portent que sur les parties saillantes à l'intérieur, et qu'on aurait plutôt lieu de craindre de ne pas tailler assez profondément si on n'était persuadé que la nécrose ou la suppuration doit faire disparaître le reste.

Après chaque retrait de ténotome, on refroidit par l'introduction de linge imbibé d'eau froide et porté sur l'utérus. De cette façon, on calme immédiatement la douleur. L'opération terminée, on porte sur l'utérus un linge imbibé d'huile qu'on laisse à demeure pendant quelques heures. La malade est placée dans son lit. Un ou deux boyaux préparés contenant de la glace, sont posés sur le bas-ventre, par-dessus une compresse double et recouverts par une fine toile cirée. La glace doit être renouvelée, et maintenue pendant trois ou quatre jours, et même plus, jusqu'à ce que toute douleur consécutive à l'opération et symptomatique du traumatisme ait disparu. Puis des injections à l'eau de son avec addition de chlorure d'oxyde de sodium, et, plus tard phéniquées, sont faites deux ou trois fois par jour. Plus tard, au trentième jour, nous commençons les pansements comme à la suite des opérations pour déviations utérines.

Nous avons dit que nous avons opéré six fibromes interstitiels. Voici le résumé des conséquences des opérations, les observations complètes étant produites à la fin.

Dans le premier cas, observation qui a trait à Mme Richard, il y a un succès complet, rapide, sans aucun accident. Cette dame qui avait des hémorrhagies qui auraient entraîné certainement sa mort, après avoir subi l'amputation de la tumeur formée par la lèvre antérieure et la destruction du fibrome étalé dans toute l'épaisseur de la paroi antérieure de l'organe, fond compris, n'a pas eu la moindre fièvre traumatique, ni la plus petite douleur, ce qui pourra paraître incroyable. Une seule fois le thermomètre est monté à 38° et le pouls à 78.

La guérison s'est effectuée régulièrement; elle était complète au soixante-quinzième jour. Les hémorrhagies ont cessé dès la première éruption menstruelle; et aujourd'hui, huit mois écoulés, la menstruation est nette, régulière, peu abondante, de quatre jours de durée. La malade est revenue à sa plus belle santé d'autrefois.

Le deuxième cas, deuxième observation, est celui qui, dans toute ma carrière, m'a causé les émotions les plus poignantes et les plus grandes craintes. J'aurais pu aisément ne pas opérer, refuser à cette pauvre malheureuse qui me suppliait à mains jointes, quels que dussent être les dangers immédiats ou lointains, l'opération que je savais devoir être scabreuse entre toutes. Cette malade était tout à fait exsangue par des pertes qui duraient de vingt-trois à vingt-huit jours tous les mois, depuis dix-huit mois. Il y avait antéflexion extrême par suite de déformation de l'utérus ; l'antéflexion n'était rien, le fibrome qui l'avait entraînée était beaucoup plus grave; mais il y avait quelque chose de bien autrement grave que tout cela, c'est que l'ouverture du museau de tanche était quasi-oblitérée, ainsi que le conduit cervical dans tout son parcours, par la situation et l'expansion du fibrome qui empiétait sur ce conduit, et par l'angulation exagérée du col sur le globe, et par des adhérences, résultats de phlegmasie répétée.

Le cathétérisme était absolument impossible.

C'est après avoir démontré tout cela à mes confrères qui m'assistaient et qui avaient pu s'en rendre compte par une exploration minutieuse ; c'est avec de pareilles difficultés en face de moi que je me suis aventuré pour tâcher de sauver cette pauvre malade, et j'y ai réussi.

Dans ce cas, il y a eu, le troisième jour, apparition de sang que la malade regardait comme ses règles, mais qui a bientôt pris les proportions d'une hémorrhagie considérable.

Le tamponnement classique, le tamponnement avec le perchlorure de fer, le sulfate de quinine à hautes doses, l'ergot à l'intérieur, deux injections sous-épidermiques d'ergotine ont été absolument impuissants à maîtriser cette perte de sang considérable qui pouvait rapidement causer la mort de la malade. Il a fallu porter des ténotomes au rouge cerise dans l'utérus, une fois à minuit, le lendemain à midi et une troisième fois, trois jours après, pour en être maître.

Au total, il y a eu hémorrhagie considérable pendant huit jours avec quelque temps d'arrêt à la suite des deux applications de ténotomes rouges dans l'intérieur de l'organe. Le douzième jour, tout était fini par suite de la troisième application. Cette malade est complétement guérie. Depuis lors ses règles n'ont que trois jours de durée et sont peu abondantes. Dans les trente derniers jours, j'ai entretenu la perméabilité du conduit par l'introduction quotidienne, pendant quelques minutes, d'une grosse sonde molle conique, afin de m'opposer à la rétraction causée par les cicatrices. Le conduit reste, aujourd'hui, largement ouvert.

Dans la troisième observation, il s'agit d'une femme de quarante-neuf ans, ayant des accidents, des pertes de sang irrégulières et des pertes blanches quelquefois très-fétides depuis sept ans, et présentant une tumeur volumineuse dans la lèvre antérieure du col, tumeur qui se poursuivait sur toute la face antérieure du col et du globe avec antéversion.

Elle s'était présentée dans divers hôpitaux, et, en dernier lieu, à la Maternité, où elle espérait qu'on l'opérerait. Elle a été tous les huit jours, pendant quinze mois, à la consultation dans ce dernier hospice.

Il y avait à craindre une tumeur maligne; je suppose même que ç'a été la conviction de plusieurs confrères.

Je l'ai opérée en faisant mes réserves vis-à-vis de la malade et du confrère qui m'assistait.

J'ai d'abord opéré l'antéversion, puis j'ai fait l'ablation de la tumeur de la lèvre antérieure; et, enfin, j'ai opéré le reste du fibrome occupant toute la partie antérieure de l'organe.

Le 20 avril, c'est-à-dire trois mois après l'opération, la guérison était radicale et le confrère qui m'a assisté dans cette opération a pu constater avec moi, à cette date, la réalité de la guérison.

Au quatrième mois, il y avait apparence de récidive par suite de l'apparition d'une plaque indurée d'un rouge vif, et saignant facilement. Cette plaque déterminait des douleurs vives avec insomnie et pertes d'eau rougeâtre. Dans une seconde opération j'ai détruit, au fer rouge, tout le tissu induré. Cette fois, la guérison a été définitive et se maintient depuis quatorze mois.

Ce qui m'a surtout décidé à opérer la malade, c'est que l'origine de la tumeur remontait au moins à sept ans, sinon plus, et qu'il y avait par conséquent de grandes probabilités que j'avais affaire à un fibroïde commun du col se poursuivant sur le globe.

Dans l'observation quatrième, il s'agit d'une dame d'une trentaine d'années, à ménorrhagies prolongées, devenue anémique, par suite d'un fibrome interstitiel non encapsulé, occupant toute la moitié droite de la face postérieure interne de l'utérus et se poursuivant sur la partie correspondante du col jusqu'à la lèvre.

Les douleurs se sont rapidement apaisées. Quatre heures après l'opération, il y a eu un petit frisson avec fièvre.

A huit heures du soir, dix heures après l'opération, il y avait 37° 5/10 au thermomètre et le pouls était à 80.

Des douleurs se sont montrées ensuite dans les reins et principalement sur la profondeur de la fosse iliaque gauche, à propos de purgation; mais le thermomètre n'a jamais dépassé 38°, et a oscillé entre 36° 7/10 et 38°. Le pouls a atteint 100 une seule fois.

Voilà pour le traumatisme.

Après l'éruption menstruelle, arrivée huit jours après l'opération, précédée et suivie de douleurs très-vives, et l'écoulement de sang ayant été abondant pendant sept jours, le calme s'est rétabli et la malade pouvait se lever le quinzième jour. Mais alors les douleurs, nulles dans le repos au lit, reparaissent soit dans la position assise, soit dans la station.

La guérison complète était effectuée le quatre-vingt-huitième jour. Nous pouvions constater alors la réduction du volume de l'utérus, portant surtout sur la partie, siége autrefois du fibroïde et par le cathétérisme utérin qui ne rencontrait plus aucune saillie à l'intérieur. Les règles sont devenues normales, de trois à quatre jours de durée sans douleurs préalables et avec un écoulement sanguin de faible intensité.

Toutes les douleurs ont successivement disparu ; j'entends toutes celles dont la malade était affectée de continuité, comme celles qui surgissaient avec une certaine violence au moment de l'explosion des règles ou un peu avant. La guérison date de dix-huit mois.

La cinquième observation a trait à une femme ayant subi le retour d'âge depuis deux ans, qui, pendant plusieurs années, avait eu des ménorrhagies fréquentes et considérables qui avaient nécessité nombre de fois son admission dans les hôpitaux ; elle avait en outre des douleurs plus ou moins violentes qui n'ont jamais cessé. A la suite de la ménopause, les pertes avaient complétement cessé, mais les douleurs restaient toujours aussi violentes. Depuis ce moment, pendant trois ans, elle n'a cessé de réclamer une opération que nous n'avons pas cru devoir pratiquer. Nous avions trouvé, avec une rétroversion produite par un fibrome interstitiel, une oblitération complète du conduit cervical par suite d'adhérences phlegmasiques. Nous avons fini par souscrire à ses prières.

Le résultat de l'opération a été le rétablissement du conduit cervical, la destruction du fibrome et le redressement à peu près complet de l'utérus.

La malade a eu plusieurs jours de fièvre; elle est restée longtemps affaiblie, même après la guérison, mais elle a été débarrassée de ses grandes souffrances et, depuis deux ans qu'elle a subi l'opération, la guérison s'est maintenue.

Enfin dans la sixième observation, la plus récente de toutes, puisque l'opération a eu lieu le 2 décembre dernier, il est question d'un fibrome interstitiel occupant toute la partie postérieure du globe et partie de la face latérale gauche. Le col restait indemne. L'opération a été longue, laborieuse, mais sans perte d'une goutte de sang.

Les suites en ont été marquées par une fièvre traumatique apparaissant vingt-quatre heures après l'opération et d'une durée de trois jours.

Il y a eu pendant trois semaines des douleurs vives, surtout dans les mouvements, dans le fond de la fosse iliaque gauche et en arrière. Au huitième jour, il y a eu une petite hémorrhagie secondaire de quatre jours de durée et à laquelle nous n'avons rien opposé, tant elle était peu considérable. Elle s'est arrêtée d'elle-même.

Aujourd'hui, soixante-dix-neuvième jour de l'opération, cette malade est complétement guérie. La dernière menstruation, arrivée sans douleur aucune, n'a duré que quatre jours et peu abondante. Mme Bour... a repris ses travaux qu'elle exécute sans fatigue. L'utérus a repris son volume normal. Il reste même un peu déprimé sur la face postérieure où siégeait la plus grande partie du fibrome.

OBSERVATIONS

Observation Ire. — Fibro-myome interstitiel de toute la partie antérieure de l'utérus s'étendant du fond de l'organe pour se terminer a la lèvre antérieure qu'il a envahie et déformée, au point qu'elle forme une forte tumeur en saillie, dépassant la lèvre postérieure de plus de trois centimètres. — Hystérotomie ignée par les voies naturelles. — Guérison.

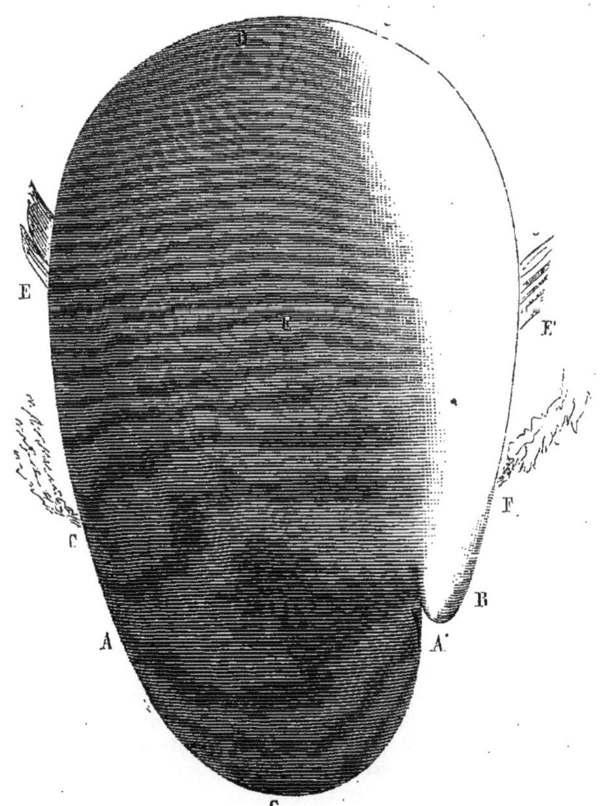

Fig. 5. — F. — Fibro-myome intra-pariétal de toute la face antérieure de l'utérus, y compris la lèvre antérieure qui forme une tumeur par sa saillie.
C. D. E. — Toute la partie occupée par le fibrome.
AA' — Saillie de la lèvre antérieure formant tumeur par son prolongement en avant de la lèvre postérieure.
B. — Lèvre postérieure.
C. — Cul-de-sac antérieur et ligament utéro-vésical.
F. — Cul-de-sac postérieur.
EE'. — Annexes.

Mme Richard, 44, rue de Laborde, a 33 ans. Sa constitution et sa conformation étaient excellentes. Elle est brune, à prédominance bilieuse sanguine ; elle a eu plusieurs enfants. Elle déclare avoir été très-forte, très-agile jusqu'en 1870, où elle a commencé à souffrir des reins et du bas-ventre, mais sans y attacher de l'importance. A la suite de ces douleurs, elle commença à s'apercevoir que ses règles étaient plus abondantes et duraient de six à sept jours, au lieu de trois à cinq comme d'habitude, quand elle jouissait d'une santé parfaite, jusqu'en 1870.

En même temps que ses règles devenaient plus abondantes et de plus longue durée, elle s'aperçut que les douleurs hypogastriques et sacrées prenaient de l'acuité un jour ou deux avant ses époques, continuaient le premier jour de leur apparition et cessaient complétement ensuite. Cela lui fit supposer, pendant longtemps, que ces ménorrhagies la soulageaient. En dehors des époques, aucun écoulement ni rouge ni blanc. Cette femme continua ses travaux fatigants sans interruption.

Il y a deux ans, elle était déjà notablement affaiblie quand elle eut, à son époque menstruelle, une vraie hémorrhagie qui dura trois semaines, sans qu'il y eût eu retard. Elle fut obligée d'appeler son médecin. Quatre fois se passèrent ensuite, avec régularité de l'apparition des époques, et, comme depuis 1870, les douleurs précédaient l'explosion et le sang coulait avec la même abondance, avec une durée de six à huit jours. Elle était alors p... mal affaiblie, et elle avait déjà maigri d'une manière notable.

Il y a quinze mois, la ménorrhagie fut toujours précédée des mêmes phénomènes douloureux; et, depuis ce temps-là, à part deux ou trois époques, les règles conservèrent le même caractère d'abondance et de durée, en sorte qu'elle déclare qu'elle avait ses règles deux fois par mois, ou, pour exprimer les choses plus clairement, elle n'était que quinze jours par mois sans être dans le sang.

Depuis ces quinze mois, elle a reçu les soins d'un médecin du quartier qui lui a administré divers remèdes. Une fois entre autres, ce confrère a été obligé de tamponner la malade, tant la perte de sang était considérable.

Le 8 août 1877, elle m'est adressée, et vient avec son mari pour se faire examiner. Cette femme est d'une pâleur mate, aux lèvres décolorées; elle est essoufflée, elle a des palpitations quand elle monte ou qu'elle marche un peu vite; son habitus est celui des anémiques par chute de globules rouges. Elle a perdu l'appétit depuis peu; elle ne se sent plus de force. Néanmoins toutes les autres fonctions s'exécutent bien; ses poumons sont irréprochables. Elle est fréquemment sujette à des névralgies céphaliques ou thoraciques, qui sont évidemment liées à son anémie globulaire.

A l'exploration au doigt, la malade étant debout, je constate que le méat cervical est largement ouvert et permet facilement l'introduction de l'indicateur.

La lèvre postérieure est légèrement tendue et amincie, la lèvre antérieure très-proéminente; formant tumeur, dépasse de plus de trois centimètres au moins la lèvre postérieure. La tuméfaction qu'elle présente se poursuit en dedans, le long de la partie antérieure du conduit cervical, pas recouverte ou recouverte par une très-fine membrane. La direction de l'utérus est normale, à part une légère inclinaison du col en arrière, ce qu'on peut regarder comme normal.

La malade étant couchée, comme les parois abdominales sont aplaties et amincies, l'exploration directe fournit des données plus précises pour le diagnostic. En effet, en appuyant avec la main droite sur le bas-ventre, on sent la partie antérieure du globe utérin un peu bombée, plus volumineuse, car le doigt dans le vagin qui perçoit très-bien le ballottement imprimé, peut distinguer que la face postérieure de l'organe, un peu aplatie, ne correspond pas à la globulure que présente l'utérus sous la main droite qui presse. Puis, pendant que j'exerce une dépression en arrière et en bas avec la main droite pour faire descendre l'utérus vers la vulve, j'enfonce l'indicateur gauche dans le conduit cervical dont l'orifice externe est béant. Je puis, sans peine, en franchissant l'orifice interne, arriver dans la cavité utérine. Ce doigt peut discerner alors que dans toute la face postérieure, dans toute la face latérale gauche, la cavité utéro-cervicale est libre, sans tuméfaction. La face antérieure, au contraire, est, jusque dans le bas-fond utérin, le siége d'une tumeur qui fait suite à celle qui occupe la lèvre antérieure, et de plus cette tumeur, de consistance fibreuse, dépourvue de capsule, empiète sur le côté droit de la cavité utérine dans toute la moitié supérieure de celle-ci.

Le diagnostic n'est pas douteux ; il s'agit d'un fibroïde interstitiel sans capsule, dont le tissu se confond avec celui des parois utérines, et qui est en train d'augmentation et va compromettre l'existence par son évolution qui sera plus ou moins rapide. En tous cas, l'exploration prolongée et laborieuse que je viens de faire, n'a pas suscité grande douleur et la malade n'a pas perdu une goutte de sang, quoique ses règles n'aient cessé que depuis trois jours.

A l'exploration au spéculum, le museau de tanche présente une pâleur caractérisée ; la membrane de revêtement paraît comme infiltrée ou le siége de suffusion séreuse. La lèvre antérieure offre une saillie du volume d'une noix qui dépasse la lèvre postérieure de plus de trois centimètres. La membrane de revêtement de l'ouverture cervicale, qui paraît très-étendue transversalement par le tiraillement exercé par le spéculum, est rouge cerise. Le cathétérisme que j'exécute au moyen d'une sonde molle, donne un diamètre vertical de dix centimètres. Je propose l'opération pour mettre fin à tous les accidents, et je la pratique le 10 avec l'assistance du docteur Thorens, ancien interne des hôpitaux.

Procédé opératoire. — 1er temps. Avec le sécateur (fig. 12), j'emporte la partie saillante et formant tumeur de la lèvre antérieure. Je fais ensuite quatre escarrifications légères sur la lèvre postérieure.

Le plus fin des cathéters à curseur (fig. 1) est alors introduit à froid dans le canal cervical et pénètre jusque dans le bas-fond utérin en rasant la face postérieure interne. Il mesure 10 centimètres. Je le fixe à 7 centimètres et demi pour que le calorique par irradiation n'aille pas atteindre le bas-fond postérieur. Trois autres cathéters de plus en plus fort calibre sont fixés à la même distance. Chauffés tous les trois, le plus fin est à nouveau introduit avec la précaution d'appuyer sur la partie centrale de la face antérieure pour escarrifier, sur ce trajet, la partie centrale du fibroïde dans le sens de sa longueur. Les trois autres cathéters sont successivement introduits de la même façon pour agrandir le sillon escarrotique protecteur.

Alors le ténotome à lame longue, acéré à la pointe, s'élargissant vers la base pour présenter un centimètre et quart de largeur, à dos mousse et fin, tranchant sur la lame (fig. 3), est présenté à froid dans le conduit préparé. Il pénètre à 7 centimètres et demi sans aucune difficulté. Chauffé immédiatement au rouge cerise, je l'introduis, le tranchant dirigé en avant, le dos mousse en arrière, et j'incise rapidement et profondément sur la partie centrale antérieure du conduit déjà escarrifié en appuyant fortement dans ce sens jusqu'à dépasser la partie qui a pénétré à froid. Après l'avoir fait chauffer une seconde, une troisième, quatrième et cinquième fois, je le fais ensuite pénétrer deux fois obliquement d'avant en arrière, à gauche, et deux fois obliquement d'avant en arrière, à droite, de façon à avoir, avec la première incision centrale, cinq incisions en gerbe. On voit déjà combien le fibroïde qui garnit la face antérieure jusqu'au fond a été entamé.

Un ténotome de même forme et même dimension que le précédent, seulement plein et sensiblement ovalaire sur les faces latérales, également acéré à la pointe (fig. 4), est introduit trois fois successivement au rouge cerise, en appuyant fortement, d'abord sur la partie antérieure, et les deux autres fois en obliquant entre les incisions obliques précédentes.

Le ténotome lancéolaire, lame plate (fig. 6), est porté ensuite au rouge cerise et poussé jusqu'à 7 centimètres. A celui-ci succède le ténotome truelle, à quatre arêtes, deux latérales plus accentuées et deux médianes (fig. 7). Il est également poussé jusqu'au fond des parties escarrifiées.

Le ténotome semi-olivaire (fig. 9), au même degré de chaleur, la partie convexe tournée en avant, est également et successivement porté deux fois dans le même trajet pourvu d'escarres, en appuyant fortement en avant. Nous avons lieu de croire que tout le fibroïde a été atteint et très-profondément par les fers rouges. Cependant comme le fond antérieur pourrait ne pas avoir été assez atteint, avec le plus gros cathéter au rouge cerise, nous parcourons encore une fois, en appuyant fortement la main en avant, cette très-large gouttière couverte d'escarres, pour pousser avec force sur le fond sans dépasser les limites fixées au ténotome ; puis à ce cathéter nous faisons succéder le ténotome triangulaire (fig. 5), que nous poussons jusqu'au même point.

Avec un cautère, à marteau fortement appuyé sur la lèvre postérieure et plus légèrement sur les commissures, nous nivelons et régularisons l'ouverture du museau de tanche. Un linge imbibé d'huile est porté sur l'utérus, un boyau préparé, rempli de glace, est appliqué sur le bas-ventre par-dessus un linge triple et devra être maintenu nuit et jour.

Le lendemain, nous voyons la malade à huit heures du matin. Elle n'a éprouvé ni fièvre, ni douleur. Elle a dormi toute la nuit, grâce à une potion calmante que nous avions prescrite. La miction seule a été un peu douloureuse et cette douleur a maintenant disparu.

Le pouls est à 78, le thermomètre à 37° 5/10. Appétit, pas de soif. Lavement ; alimentation. Injections à l'eau de son chlorurée, quatre fois par jour. 15 grammes d'huile de ricin pour demain matin.

Le 12, au matin, pouls à 72, thermomètre 37 6/10. Il y a une garde-robe sans colique. État excellent, aucune souffrance. Sommeil calme la nuit sans potion.

Le 14, nous voyons la malade, à neuf heures du matin, avec le docteur Thorens. Elle a eu quelques coliques hier dans l'après-midi à la suite d'évacuations produites par l'huile de ricin. Calme la nuit. Pouls à 76, thermomètre à 38.

Alimentation à volonté.

Le 15, je fais retirer la glace prescrite sur le bas-ventre.

Le 16, la malade va toujours parfaitement bien. Depuis l'opération elle n'a eu aucun accident traumatique ni fièvre. Nous la maintenons au lit jusqu'à l'éruption menstruelle; toutes les fonctions s'exécutent bien et l'appétit se maintient très-bon. Le thermomètre reste à 37 6/10 ; le summum de l'élévation a été 38° une seule fois, le matin. Le pouls n'a pas dépassé 76.

Le 20, la malade garde toujours le lit, à son grand regret, puisqu'elle ne se trouve pas même indisposée : un premier examen au spéculum a lieu. Je puis constater qu'à part sur quelques points restreints, les escarres se sont détachées. Les règles sont en retard de deux jours. Je lui dis de me prévenir quand elles seront passées, pour que je puisse l'examiner à nouveau.

Le 2 septembre, je suis appelé, la menstruation est survenue après trois jours de retard ; elle n'a été précédée ni accompagnée d'aucune douleur. Le flux menstruel n'a duré que quatre jours avec le caractère du flux normal, c'est-à-dire très-modéré. A l'examen au spéculum, je constate que les escarres ont disparu partout, que les plaies sont de très-bon aspect et bourgeonnantes. Il y a un commencement de cicatrisation très-accentué sur le travers de la lèvre antérieure ; l'ouverture du museau de tanche est régularisée par le déploiement des deux lèvres, égales aujourd'hui.

Pansement comme je les fais d'usage tous les deux jours ; injection matin et soir avec 30 gouttes de la solution suivante dans un verre d'eau de son :

Alcoolature de quinquina	20
Alcoolature de lavande	10
Alcoolature de myrrhe	10

La malade commence à se lever.

Du 2 au 30 septembre, les pansements et injections sont continués ; la cicatrisation marche rapidement. Fin septembre, la malade vaque à tous les soins de son ménage.

3 octobre, point pleural gauche avec fièvre; un vésicatoire, le tartre stibié à 0,15 dans une potion par cuillerée de demi-heure en demi-heure jusqu'à vomissement ou trois garde-robes; un gramme de sulfate de quinine et la poudre de Dower en triomphent complétement. Le 7, apparition des règles un peu en retard.

Quatre jours de durée avec flux très-modéré.

15 octobre, la malade est vue pour la dernière fois. La guérison est complète, la cicatrisation de la lèvre antérieure laisse un peu en saillie la lèvre postérieure. La malade a repris son embonpoint et ses forces habituelles. L'opération a donc détruit d'une manière complète le fibrome interstitiel qui s'étalait de la lèvre antérieure à toute la partie antérieure du col et du globe, y compris le bas-fond.

La portion de lèvre antérieure qui formait tumeur par sa saillie, a été soumise à l'examen histologique, et nous devons à l'obligeance de M. Malassez la note détaillée qu'on va lire. Il s'agissait bien d'un fibro-myome interstitiel et la grande vascularité des tissus rend un compte suffisant des hémorrhagies utérines auxquelles la malade était sujette.

« Examen microscopique d'une tumeur du col de l'utérus, apportée au laboratoire par M. le docteur Abeille, le 13 août 1877.

La pièce est soumise au durcissement par l'immersion successive dans l'alcool, la gomme et l'alcool. Des coupes histologiques, pratiquées perpendiculairement à son axe d'implantation, sont colorées par le picro-carminate ammoniacal et conservées dans la glycérine.

A. — Sur une de ces coupes, on constate avec un grossissement moyen (ocul. 1 : obj. 3, Verick) les faits suivants :

A la partie périphérique, il existe une zone d'épithélium pavimenteux stratifié, dans laquelle on peut distinguer des couches profondes formées d'épithélium prismatique, des couches moyennes où l'épithélium est aplati, et des couches superficielles où les cellules ont subi la transformation cornée.

Le reste de la préparation montre une substance fondamentale, constituée par des faisceaux conjonctifs entre-croisés en tous sens et assez riches en cellules embryonnaires, sans présenter en aucun point d'amas de cellules lymphatiques. Entre les faisceaux se trouvent des minces bandelettes de fibres musculaires lisses, également dépourvues de direction propre. On y rencontre un nombre relativement considérable d'artérioles et de veinules, les premières fortement musculeuses, les secondes larges et remplies de sang coagulé, et apparaissant pour la plupart sur des sections transversales.

B. — Il en résulte que cette tumeur est formée presque entièrement par une masse fibreuse, parsemée de faisceaux musculaires relativement peu abondants, et entourée d'une couche épidermique, de tous points semblable à celle de la peau et à celle qui revêt les tumeurs muqueuses à type pavimenteux, exposées aux frottements et aux contacts répétés. En outre, cette tumeur est parcourue par un grand nombre de vaisseaux artériels et veineux volumineux qui, rassemblés dans son pédicule, se dispersent dans sa masse et irradient vers sa périphérie.

Il est enfin permis de croire que son degré d'accroissement était près d'arriver à son maximum, ou que, du moins, elle se serait développée lentement, car elle ne renferme pas, dans sa masse, de régions encore à l'état embryonnaire.

C. — Le nom qui lui doit être assigné est donc, au point de vue histologique : fibro-myome vasculaire. »

Signé : S. CHAMBARD,
Interne des hôpitaux, répétiteur des hautes études.

OBS. II. — FIBRO-MYOME INTERSTITIEL, ANTÉFLEXION OBLIQUE GAUCHE, LE GLOBE UTÉRIN INCLINÉ UN PEU EN AVANT, RÉSULTANT DE LA PRÉSENCE D'UN FIBRO-MYOME INTERSTITIEL QUI OCCUPE TOUTE LA FACE ANTÉRIEURE INTERNE DE L'UTÉRUS, S'ÉTENDANT DE LA LÈVRE ANTÉRIEURE AU BAS-FOND UTÉRIN ; AUGMENTATION DU VOLUME DE L'UTÉRUS SUR TOUTES CES PARTIES ET PLUS PARTICULIÈREMENT SUR LA PARTIE ANTÉRIEURE DU GLOBE ; L'ORIFICE EXTERNE OBTURÉ DANS TOUTE SA MOITIÉ ANTÉRIEURE ET DROITE, CE QUI REND LE CATHÉTÉRISME ABSOLUMENT IMPOSSIBLE, DE QUELQUE FAÇON QU'ON VEUILLE L'EXÉCUTER, A CAUSE DES ADHÉRENCES. MÉNORRHAGIES DE VINGT-TROIS A VINGT-HUIT JOURS DE DURÉE A CHAQUE ÉPOQUE MENSTRUELLE DEPUIS DIX-HUIT MOIS, EN SORTE QUE LA MALADE N'AVAIT QUE DE TROIS A SIX JOURS DE RÉPIT CHAQUE MOIS ; PROFONDE ANÉMIE CONSÉCUTIVE ; STÉRILITÉ ABSOLUE ; OPÉRATION PAR L'HYSTÉROTOMIE IGNÉE. GUÉRISON RADICALE.

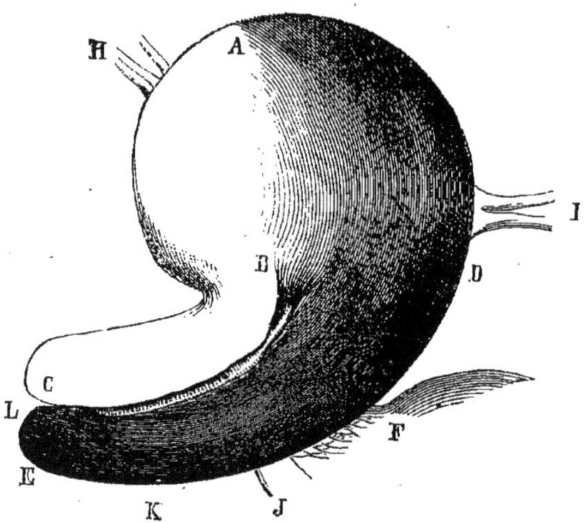

FIG. 6. — Figure au tiers, représentant une antéflexion très-prononcée ancienne, produite par la présence d'un fibro-myome interstitiel occupant toute la partie antérieure de l'utérus, avec atrésie du conduit cervical dans toute son étendue.

De A. D. à E. — Toute la partie noire représente le fibro-myome étendu jusqu'à la lèvre antérieure E.

De A à B. — Toute la partie blanche représente la partie libre de la cavité du globe, et de B à C la jonction du globe avec le col dont la partie est indemne de fibro-myome, ainsi que la lèvre postérieure aplatie.

L. — Méat du museau de tanche obstrué par une expansion du fibro-myome qui l'obture sur la commissure droite.

De L à B. — Conduit cervical atrésié dans presque toute son étendue.

H. I. — Annexes.

F. — Cul-de-sac antérieur et ligament utéro-vaginal.

Mme Rolland a trente-cinq à trente-six ans ; sa constitution, en tant que formes, est belle ; elle a toujours eu une prédominance nerveuse qui a été portée à son plus haut paroxysme dans ces dernières années. Mariée depuis quatorze ans, elle n'a jamais eu de grossesse. Son mari est un homme bien charpenté, vigoureux, sans antécédents morbides d'aucune sorte. Il a à peine quarante ans ; Mme Rolland avait, avant son mariage, une faiblesse générale dont elle ne se rendait pas compte, mais elle était exempte de toute souffrance ; elle a été réglée à treize ans et, depuis lors, elle a toujours été bien et régulièrement réglée, avec menstruation de trois à quatre jours de durée et peu abondante quant à l'exhalation sanguine. Elle ne se rappelle pas avoir eu les pâles couleurs, et, à part la faiblesse que nous venons de signaler, elle n'a pas souvenance d'avoir eu d'autres signes de chlorose.

Après son mariage, elle s'est toujours bien portée, seulement elle avait une sensibilité exagérée ; cette exagération de sensibilité se manifestait localement dans les rapports conjugaux et, à la manière dont elle la dépeint, on est forcé de voir un degré de vaginisme. Donc, nerveuse pendant qu'elle était jeune fille, elle l'est devenue davantage encore après le mariage. Elle n'a jamais eu de rhumatisme, ni de chorée.

Il y a quatre ans, elle a eu une méningite exsudative, ce n'est pas douteux ; cette méningite a débuté par des frissons, des douleurs de tête violentes, du délire, des hallucinations et des vomissements continuels qui ont persisté pendant quatre mois, temps durant lequel la malade ne supportait presque rien, pas même les boissons. Les matières vomies, à son dire, étaient liquides et colorées vert ; elle est restée sujette ensuite à une névralgie corono-occipitale qui a duré deux ans. Depuis lors, elle a eu de temps en temps des douleurs de tête irradiant jusqu'aux yeux. Ces douleurs étaient accompagnées d'agacement général et de douleurs dans toutes les articulations, puis d'une incitation irrésistible à courir ; dans ces moments elle avait des hallucinations la nuit. A l'heure qu'il est, elle conserve une certaine tuméfaction de l'articulation du genou gauche sans douleur notable, et la cuisse de ce côté paraît un peu atrophiée. Elle a eu, à la suite de sa méningite, une perte complète de la vue qui a duré trois mois, pendant lesquels on était obligé de la conduire, et pour laquelle elle a reçu les soins du docteur Sichel.

Il y a deux ans, Mme Rolland a une rétention des règles qui dure pendant cinq mois. Pendant ce temps le ventre reste gonflé et douloureux.

Au bout de cinq mois, retour des règles qui durent comme d'habitude, ne sont ni plus ni moins abondantes que dans la menstruation ordinaire, et ces règles, ainsi régularisées, se reproduisent trois mois de suite. Pendant deux mois après, le flux menstruel devient abondant et se prolonge de cinq à huit jours.

Enfin, depuis dix-huit mois, les règles ont dégénéré en ménorrhagie. Depuis cette date, la ménorrhagie n'a jamais duré moins de vingt-trois et s'est prolongée souvent jusqu'à vingt-huit jours. En sorte, que depuis cette date, cette pauvre malade a eu pour maximum de répit six à sept jours, et pour minimum trois jours, ce qui lui arrive surtout depuis quatre mois.

Avec de pareilles pertes de sang, on comprend aisément le degré d'affaiblissement qui est survenu, la profonde anémie qui s'en est suivie et l'exagération consécutive des phénomènes nerveux.

Mme Rolland a reçu, depuis ces pertes, les soins de nombreux médecins. Les moyens pour les arrêter ont été nombreux aussi et variés. Aucun n'a réussi jusque-là, pas même à modérer le flux sanguin. Les injections au perchlorure de fer seules paraissent avoir diminué un peu l'écoulement sanguin mais dans les derniers moments des règles.

Sur ces entrefaites, une dame opérée par moi depuis dix-huit mois et avec un plein succès, d'une rétroversion, dont la guérison lui a permis de se remettre activement à la tête de ses affaires, dame aujourd'hui enceinte de trois mois, l'a engagée vivement à venir me consulter.

Donc, le 18 du mois d'août, Mme Rolland se présente à ma consultation ; elle est d'une pâleur de cire ; elle est à la campagne à Rambouillet, chez sa mère, où elle garde le repos le plus absolu. Il y a deux jours qu'elle a cessé de perdre du sang elle en a profité pour faire le voyage et se soumettre à mon examen. On connaît le commémoratif que nous venons de rapporter, écrit qu'il a été sous sa dictée.

A l'examen digital, la malade étant debout, je constate de suite une antéflexion très-accentuée, le globe utérin étant un peu porté en avant à gauche. Le toucher fait reconnaître également une augmentation de volume du globe utérin plus appréciable sur sa partie antérieure, et cette augmentation de volume se poursuit sur toute la partie antérieure du col, la postérieure étant moins développée et comme un peu aplatie. La courbe formée par la flexion répond, par la dépression postérieure à angle ouvert, à peu près à la jonction du col avec le globe. L'indicateur parvient à ramener momentanément la partie sous-vaginale du col à la direction perpendiculaire un peu oblique en arrière, mais en causant des souffrances à la malade ; et aussitôt abandonnée à elle-même, cette partie de l'organe revient à sa position vicieuse. Au toucher, le museau de tanche paraît sur son ouverture externe, plus volumineux en avant et à droite, c'est-à-dire sur la lèvre antérieure et sur la commissure droite, mais il n'a pas d'induration. Quand le doigt explorateur veut chercher à pénétrer dans le méat, il ne trouve aucune ouverture et ne peut s'engager.

A l'examen au spéculum, on n'aperçoit que la face antérieure du globe depuis 1 centimètre et demi à 2 centimètres au-dessus de la jonction du col avec le globe ; le ligament utéro-vésical étant fortement refoulé, et la partie de la face antérieure du col offrant de la convexité en tout sens, le museau de tanche et son orifice restent tout à fait en arrière. Il faut alors exécuter des mouvements de demi-rotation, de refoulement, d'inclinaison à droite et à gauche avec le spéculum pour tacher d'amener le museau de tanche et son orifice externe au champ de l'instrument. A force de manœuvres, le résultat est obtenu. La lèvre antérieure est plus épaisse que la postérieure ; le méat est obturé dans presque toute son étendue excepté sur un quart à gauche et en avant. Sur la commissure droite on perçoit un tissu plus rouge que la lèvre, adhérent presque en tous points, à la lèvre antérieure et à la commissure droite et partie de la lèvre postérieure. Ce tissu n'est point granuleux, ni mamelonné, mais lisse, uni. Alors je cherche à exercer le cathétérisme avec une fine bougie en baleine à tête olivaire. L'olive pénètre dans l'encoignure, vers la commissure gauche, mais quelque ténacité et quelque patience que je mette à la faire avancer plus loin en exerçant des mouvements de rotation et de propulsion, rien n'y fait ; elle ne peut s'engager à plus de 4 à 5 millimètres et la malade souffre.

Je recommence avec des bougies molles de divers calibres depuis la plus fine et j'ai les mêmes résultats négatifs.

Mon plus fin cathéther à curseur ne franchit pas d'avantage ; évidemment le conduît cervical est obturé en S dès la partie antérieure ; il faut renoncer au cathétérisme. Cependant la malade implore avec persistance et énergie une opération qui puisse mettre un terme à ses pertes, car elle a été soignée par beaucoup de médecins, et personne n'a pu jusqu'alors, depuis dix-huit mois, enrayer ces métrorrhagies chroniques et interminables. L'un de ces confrères l'a pertinemment assurée qu'elle avait une antéflexion prononcée, mais il lui a déclaré en même temps qu'avec l'antéflexion il y avait quelque chose de plus grave, et qu'il réfléchirait aux moyens qu'il pourrait employer pour la soulager au moins. Ce confrère est un des plus autorisés en cette matière.

Il était pour moi de la dernière évidence que cette antéflexion n'était que la conséquence d'une intumescence, d'un corps fibreux interstitiel qui avait déformé l'utérus.

En raison des hémorrhagies si persistantes et rebelles, il n'était pas moins évident qu'il ne s'agissait pas d'un vrai fibrome à tissu serré, dense, peu vasculaire, mais d'un fibro-myome à vascularité très-grande. En décidant l'opération, je me hasardais dans des aventures, bien difficiles à prévoir et surtout à préciser, et cependant cette malade suppliait. Après l'avoir prévenue des dangers possibles, et en présence du danger imminent et de sa ferme résolution, je décidai l'opération. Mon plan fut arrêté : j'opèrerais d'abord l'antéflexion, ce qui me donnerait immédiatement un certain redressement de l'organe ; dans un second temps, j'opérerais un débridement igné d'avant en arrière comme dans le débridement de l'atrésie urétrhale, d'avant en arrière, et, quand avec le débridement je serais parvenu dans la cavité du globe, après avoir agrandi successivement et progressivement le conduit, j'opérerais la destruction du fibro-myome.

La malade partit satisfaite, promettant de revenir sous peu pour subir l'opération.

Mais, soit que les manœuvres exercées eussent provoqué l'exhalation sanguine, soit, comme elle le prétend, que ce fut le retour des règles après quatre jours de répit, comme d'usage, le sang reparut, et ce n'est que le 7 qu'elle put venir s'installer à Paris, rue Boileau, chez sa sœur, pour subir l'opération.

J'eus le tort d'acccepter de l'opérer dans cette rue étroite, mal éclairée, et peu salubre.

Quoi qu'il en soit, un confrère de province, M. le docteur Aumigeon, de Ville-sur-Tourbe (Marne), m'ayant prié depuis assez longtemps de le faire assister à une de mes opérations, je le prévins d'arriver le 9 pour le rendre témoin. L'occasion de grandes difficultés à vaincre était trop belle ; je voulus convaincre mon éminent contradicteur, le professeur Pajot. Je mettais tout à découvert par cette opération faite en sa présence : diagnostic positif, dangers pendant et après l'opération, possibilité d'insuccès, c'était un aléa tout à mon désavantage. Mais je désirais édifier un incrédule volontaire, et je voulais lui montrer le cas le plus difficile et le plus grave qui puisse se rencontrer. J'invitai donc cet éminent contradicteur qui refusa, résolu qu'il était à fermer les yeux à la lumière.

Comme je devais opérer, huit jours après, une dame à Andilly, que M. le docteur Belhomme, ancien interne des hôpitaux, auteur d'un traité des maladies vénériennes et M. Bazin, son beau-père, m'avaient présentée, j'engageai le premier à venir assister à cette opération. Il promit, mais, à son grand regret, il ne put se rendre à l'invitation par suite d'une occupation pressante et imprévue. Il avait, du reste, une revanche à prendre huit jours après, en m'assistant dans l'opération de sa cliente, atteinte, elle aussi, d'une antéflexion rebelle avec atrésie presque complète du conduit cervical, mais sans autre altération de tissu qu'une hyperplasie de toute la partie antérieure de l'utérus, avec dysménorrhée. En revanche, ce confrère a pu se dédommager en venant visiter la malade après sa guérison, avant son retour à Rambouillet. Le docteur Thorens, ancien interne des hôpitaux, devait m'assister comme aide.

Donc, le dimanche au matin, 9 septembre, le docteur Aumigeon, exact au rendez-vous, étant présent et M. Thorens m'accompagnant, je procède à l'opération qui doit être longue, difficile, laborieuse, et non sans danger. Ces deux confrères explorent la malade debout et reconnaissent une antéflexion très-accusée et les altérations décrites.

1° *Opération de l'antéflexion d'abord.*

Après introduction du spéculum et refoulement du cul-de-sac antérieur et avec lui du ligament utéro-vésical, le globe utérin augmenté de volume se présente incliné en avant et un peu à gauche ; on distingue parfaitement l'union du globe avec le col qui offre une convexité antérieure avec apparence d'augmentation de volume. Par quelques manœuvres rapides de refoulement et de demi-rotation avec le spéculum, je fais engager le museau de tanche dans le champ de l'instrument pour bien montrer à mes jeunes confrères que telle est la direction vicieuse de l'utérus ; puis, laissant le museau de tanche reprendre cette position vicieuse et la face antérieure du globe et sa jonction avec le col étant replacées à leur position en avant et un peu à gauche, je pratique mon incision transverse supérieure dans cette direction, à 1 centimètre et demi environ au-dessus de la jonction, le cul-de-sac étant fortement refoulé, incision qui entame le globe de 7 à 8 millimètres.

De chaque angle de cette incision, je fais partir une incision oblique allant sur les côtés d'avant en arrière, plus profonde sur le globe, plus superficielle sur la paroi vaginale.

Avec mon ténotome à double tranchant transverse, distant d'un centimètre chaque, je pratique ensuite à 1 centimètre trois quarts ou 2 centimètres au-dessous de l'incision transverse supérieure, deux autres incisions transverses, parallèles, sur la face excurvée du col.

Avec les ténotomes *ad hoc*, deux incisions semi-elliptiques se rejoignant par leurs extrémités, sur la partie moyenne de l'incision supérieure et de l'incision inférieure sont pratiquées, ayant un demi-centimètre de profondeur. Puis une incision longitudinale de même profondeur est dirigée au centre des elliptiques et croisant en la divisant l'incision transverse moyenne qui porte à peu près exactement sur la partie la plus excurvée du col.

Après ce, avec les ténotomes à truelle courbe et plat, je fais une légère abrasion de tous les tissus compris entre les deux incisions semi-elliptiques.

Pour terminer l'opération de l'antéflexion, avec mon sécateur, j'emporte sur le rebord antérieur de la lèvre antérieure du museau de tanche ramené au champ du spéculum, un lambeau en Λ renversé dont la base est en avant et le sommet en arrière, allant rejoindre l'incision transverse inférieure.

2° *Opération de débridement du conduit cervical.*

Maintenant l'utérus se redressant assez bien, le museau de tanche est maintenu directement dans le champ du spéculum.

Devant mes deux confrères, je cherche à nouveau à exercer le cathétérisme. Mais la bougie molle et la bougie en baleine qui s'engagent dans le recoin gauche du méat ne peuvent pas dépasser 1 centimètre. Mon plus fin cathéther à curseur (fig. 1) engagé et tournant en tous sens ne peut être poussé qu'à 1 centimètre et demi et avec beaucoup de peine. Je le fixe à 2 centimètres et je fixe à la même longueur trois autres cathéters à tige de plus en plus forte.

Le premier cathéter chauffé au rouge cerise est introduit ensuite et poussé jusqu'à la boule de fixation, les trois autres sont pareillement et successivement introduits, et comme les boules et les tiges sont plus grosses, j'obtiens successivement une scarrification plus large, circulairement d'abord sur le méat et ensuite sur la partie du conduit parcouru. Je fixe alors mes quatre cathéters à 4 centimètres, parce que la pression des tiges d'arrière en avant a poussé l'escarrification plus loin dans le conduit, les boules entrant dans le méat.

Chaque cathéter ainsi fixé et chauffé au rouge cerise est introduit successivement et les boules pénètrent encore dans le méat. Cette escarrification n'a pas porté à moins de 4 centimètres et demi, et cependant je sens que je ne suis pas arrivé dans la cavité du globe.

Les quatre cathéters sont portés à 5 centimètres et sucessivement introduits. Le plus fin me semble avoir franchi définitivement et avoir pénétré dans la cavité du globe, car, boule comprise dans le méat, il y a bien 6 centimètres de parcourus.

La même sensation ne se reproduit pas sous l'action des autres cathéters, soit qu'ils se heurtent à un tissu obstruant, soit qu'ils pénètrent plus difficilement dans cette partie du conduit, soit enfin qu'il y ait fausse route.

Le ténotome spatule (fig. 11), d'une longueur de 4 centimètres, acéré à la pointe, large de plus d'un centimètre et demi à la base, est poussé à plat, c'est-à-dire taillant transversalement de façon à dépasser le méat d'un centimètre.

Après lui, le ténotome truelle à quatre arêtes est introduit, poussé très-fortement en avant de façon à dépasser en dedans le méat de plus de 2 centimètres. J'éprouve une sensation que la malade elle-même dépeint au moment où elle la ressent. L'instrument a franchi un obstacle en produisant un craquement, et sa pointe pénétrante reste tellement libre après que je peux exécuter facilement des mouvements de rotation.

Encouragé par ce dernier fait, n'ayant vu apparaître aucune goutte de sang, le même instrument chauffé à nouveau est de nouveau introduit et cette fois poussé avec plus de force et pénétrant facilement et plus avant, puis je lui fais exécuter une rotation rapide. Désormais j'ai une voie largement ouverte et protégée par] des escarres circulaires, voie qui est surtout frayée sur la partie antérieure de la cavité cervico-utérine où le fibro-myome paraît faire suite aux parois.

3° *Opération de destruction du fibro-myome.*

Le ténotome cultellaire de la figure 3 ayant 7 centimètres de la base à la pointe est introduit au rouge cerise, le tranchant tourné directement en avant et appuyant fortement dans ce sens (partie moyenne) ; il est poussé à fond jusqu'à ce que la base soit engagée dans le méat. C'est une section longitudinale et centrale. Quatre autres fois, chauffé au même degré, il est encore introduit le tranchant tourné en avant aussi, mais deux fois en le dirigeant obliquement à droite et à la même profondeur, et deux fois en le dirigeant obliquement à gauche, de façon à avoir cinq incisions longitudinales en éventail.

Cela fait, avec un ténotome de forme semblable mais à côtés pleins, ayant par conséquent les côtes de la lame un peu bombés (fig. 4), j'opère de même une fois directement d'avant en arrière, et deux fois obliquement à droite et à gauche en évantail.

Nous pouvons supposer à ce moment que le fibro-myome a été attaqué dans ses principaux points d'expansion et assez profondément pour que le travail de suppuration entraîne la destruction du reste.

Mais, ne voulant pas rester dans le doute à ce sujet, avec le cautère semi-olivaire (figure 9), introduit deux fois obliquement à droite, et deux fois obliquement à gauche, en poussant jusqu'au fond la face courbe tournée en avant, je tâche d'achever la destruction. Finalement le plus fort cathéter fixé à sept centimètres et demi, et presqu'au rouge blanc, est introduit rapidement jusqu'au fond et exécute ensuite une rotation rapide.

L'opération est alors terminée et mes jeunes confrères ont pu être témoins que durant toutes ces manœuvres qui ont duré une heure et demie, la malade n'a pas proféré une plainte et a causé avec nous presque tout le temps, tant la tolérance de l'utérus pour le fer rouge est grande.

Ils ont également pu être témoins de ce spectacle singulier, que durant le cours de cette longue, laborieuse et difficile opération, la malade n'a pas perdu deux gouttes de sang.

Tampon de linge imbibé d'huile appliqué sur le museau de tanche, puis application de glace sur le bas-ventre au moyen de boyaux préparés. Potion calmante pour la nuit.

Le 10, 10 heures du matin. — La malade n'a eu ni douleur, ni fièvre. Elle a peu dormi parce qu'elle craignait des accidents et que son cerveau travaillait. Le pouls est à 74, le thermomètre à 37° sous l'aisselle.

Le 10 à 7 heures du soir, ni douleur, ni frisson, ni fièvre. Thermomètre à 37° 3/10 et pouls à 76.

Le 11 au matin, sommeil paisible la nuit, même état du pouls et la température axillaire descendue à 37°. Etat de quiétude et de gaieté de la part de la malade. Le soir à 7 heures même état satisfaisant, thermomètre à 37° 2/10, pouls 76-78.

Depuis l'opération, la malade n'a cessé de manger comme d'habitude, elle a fait depuis le 10 au matin, deux injections par jour avec de l'eau de son avec addition de 30 grammes de chlorure d'oxyde de sodium par litre.

12 au matin, après une nuit agitée, une douleur notable qui a surgi dans la fosse iliaque gauche, le sang est apparu. La malade ne s'en tourmente guère, elle pense que ce sont les règles qui arrivent à époque presque fixe. La glace est portée spécialement sur la fosse iliaque gauche ; comme la malade n'a pas évacué depuis trois jours, il est prescrit 30 grammes d'huile de ricin.

Du 12 au 15 le sang arrive comme les précédentes fois, sans causer d'inquiétude à la malade, d'autant plus qu'il n'y a ni fièvre, ni perte d'appétit.

Le 16 l'écoulement sanguin prend des proportions considérables, la douleur de la fosse iliaque gauche persiste, continuation de la glace avec onctions belladonnés, injections au perchlorure de fer au 5e ; 0,50 de sulfate de quinine.

16 à 9 heures du soir, agitation très-grande, oppression, hallucinations ; le sang coule abondamment; teinture éthérée de valériane : continuer les injections; 2 grammes de seigle ergoté en quatre paquets, un d'heure en heure, pour le matin 4 heures.

Le 17 au matin, calme, plus d'hallucinations, — pouls déprimée à 90, thermomètre 36° 5/10. Le sang coule abondamment et prend les proportions d'une hémorrhagie, tamponnement classique, le premier tampon imbibé de perchlorure de fer.

Le 17 à 11 heures du soir, loin de s'arrêter, l'hémorrhagie augmente, la malade a des bourdonnements d'oreille, elle a quelques faibles défaillances, elle est effrayée. J'ai pris avec moi tous mes instruments, et à la lumière artificielle je fais chauffer des ténotomes au rouge brun. Le plus gros cathéter est d'abord introduit dans la cavité utérine, puis les ténotomes cultellaires, le semi-olivaire, un olivaire aigu, le ténotome truelle, puis un cautère à roseau, sont introduits à leur tour. Le sang est arrêté.

Le 18, il y a eu un peu de sommeil ; la douleur de la fosse iliaque a cessé. Mais le sang a reparu en abondance moitié moindre, il est vrai, mais encore en trop grande abondance ; tamponnement classique.

Le 18, à 11 heures du soir, je suis obligé encore d'intervenir tant le sang a coulé. Deux cautères l'un à roseau, l'autre à olive fine sont portés dans la cavité utérine, surtout en avant à gauche. Deux grammes de seigle ergoté en huit paquets, un toutes les deux heures.

Le 19 au matin, la malade a vomi après le deuxième paquet d'ergot et n'a plus voulu en prendre; l'écoulement du sang, vermeil, est moins prononcé, mais il ne l'est encore que trop; le pouls est faible. Il y a des lipothymies, perte absolue d'appétit. Quatre-vingts grammes de bon cognac à prendre dans la journée, thé au bœuf ou extrait de viande à la vapeur; tamponnement classique.

Comme la malade est dans une chambre mal aérée, mal éclairée, insalubre, j'ordonne que, dans la journée, on la transporte ailleurs.

Le 19 au soir, elle a été transportée, en effet, rue Troyon, à la barrière de l'Étoile, où elle est bien et convenablement logée.

La perte de sang n'a pas augmenté, mais quoique moins inquiétante, elle persiste. Injection d'ergotine.

Le 20 au matin, l'injection d'ergotine n'a pas produit d'effet notable. Tamponnement avec des morceaux d'agaric imbibés de perchlorure de fer, appuyé par le tamponnement classique; nouvelle injection sous-épidermique à l'ergotine.

Le 20 au soir, persistance de l'écoulement sanguin au même degré; la malade prend tous les jours 80 à 120 grammes de bon cognac, quatre petits verres, et une tasse de thé au bœuf, ce qui maintient un peu ses forces. Injections fortement acidulées à travers le tamponnement.

Le 21 au matin, comme le sang coule toujours, je déblaye tout, introduis le spéculum, fais des injections fortement acidulées, et, après avoir retiré le spéculum, l'indicateur de la main gauche introduit dans le vagin et servant de conducteur, je porte avec des pinces sur le museau de tanche même, le petit ballon en caoutchouc pour introduire dans le nez en cas d'épistaxis. Une fois le ballon roulé, mis en place, je le gonfle avec l'insufflateur, l'indicateur le maintenant en place, et le gonflement est porté au point de tolérance que la malade indique. Je prescris des injections acidulées assez fortement trois fois dans la journée.

Le 22 au matin, le sang a fort peu coulé. La malade reprend courage. Le ballon reste à demeure; — mêmes injections.

Le 23, le sang n'a pas reparu. Il ne s'écoule que des sanies noirâtres, reliquats de sang ayant séjourné dans le vagin et de perchlorure de fer.

Le 24, l'hémorrhagie est définitivement arrêtée. Le ballon est retiré; le spéculum est introduit et, après des injections de lavage avec de l'eau acidulée et camphrée, je puis voir distinctement le museau de tanche et le méat externe; j'attends dix minutes pour voir s'il s'échappe quelques gouttes de sang; il n'en est rien.

En somme, les règles duraient autrefois 25, 26 et 27 jours; cette fois leur durée avec caractère hémorrhagique menaçant, il est vrai, n'a été que de douze jours, c'est un triomphe; mais la malade déjà exsangue avant l'opération est maintenant tout à fait anéantie.

Les préparations de fer, le quinquina, l'alcool sont les médicaments mis en usage pour rappeler les forces. — Il faut beaucoup de réserve dans l'administration de ces remèdes, car l'estomac digère très-mal.

Le 30, je commence les pansements à travers le spéculum et les poursuis tous les deux jours.

Le 15 octobre, les règles ne sont pas encore arrivées. C'est trois jours de retard, elles n'apparaissent que le 20 et sans douleur; elles durent cinq jours et sont peu abondantes. A partir de ce moment, Mme Rolland commence à sortir une à deux heures par jour.

Le 17 novembre, la guérison est radicale. Depuis trois semaines, j'ai exercé tous les deux jours le cathétérisme utérin avec une bougie molle du plus gros calibre, pour empêcher la rétraction des parois du conduit cervical. Le cathétérisme donne une longueur de 7 centimètres et demi; il est exercé sans déterminer la moindre douleur. Toute la face antérieure externe de l'utérus (col compris) est sensiblement aplatie au lieu d'être voussurée par la courbe qu'elle présentait autrefois. Le col est parfaitement redressé, la rétraction cicatricielle, suite des incisions transverses et elliptiques, a produit cet excellent résultat, pendant que le détachement des parties escarrifiées à l'intérieur et la suppuration consécutive ont détruit le fibro-myome qui avait fait plus que doubler de volume toute la partie antérieure de l'organe. La palpation à travers les parois abdominales que la main droite exerce pendant que l'indicateur gauche est introduit dans le vagin, permet de bien constater aussi la diminution considérable du volume de l'utérus.

La malade attend ses règles pour s'assurer qu'elle n'est plus sujette aux hémorrhagies et pour aller passer l'hiver à Rambouillet, chez sa mère.

Le 21, le sang apparaît. L'écoulement menstruel qui a lieu sans aucun trouble, est très-faible et ne dure que quatre jours. Le 25, Mme Rolland part pour Rambouillet, bien et dûment guérie. Elle est venue nous revoir deux mois après; la guérison paraît solide et définitive.

Avant son départ, je l'ai fait examiner par les docteurs Belhomme et Thorens, qui ont pu s'assurer de la complète réussite. Devant chacun de ces confrères, j'ai exercé le cathétérisme avec une sonde molle conique, à boule, du plus fort calibre. J'ai obtenu, comme dans les précédents cathétérismes, durant les pansements, 7 centimètres 1/2 de diamètre vertical.

Dans ce cas, il n'est pas douteux qu'il ne se soit agi d'un fibromyome interstitiel qui avait déformé l'utérus et entraîné graduellement une antéflexion extrême. Les hémorrhagies incoercibles depuis dix-huit mois, ne durant jamais moins de vingt-trois jours et ne laissant à la malade que de trois à sept jours de répit par mois, témoignent rigoureusement que la tumeur devait être sillonnée de vaisseaux artériels et veineux dilatés, en guise de sinus, très-vasculaire, en un mot, comme dans l'observation de la femme Richard. L'obturation presque complète du méat cervical par des expansions du fibro-myome sur la partie droite du méat, l'atrésie de tout le conduit cervical, ne permettant pas le cathétérisme, ont été causes de grandes difficultés quand il s'est agi d'aller attaquer le fibromyome.

Il a fallu agir d'avant en arrière et progressivement avec les cathéters à curseur pour se frayer un passage jusque dans la cavité du globe, absolument comme lorsque, dans une coercitation fibreuse très-étendue de l'urèthre, il faut opérer le débridement d'avant en arrière pour arriver dans la vessie.

OBS. III. — FIBROME INTERSTITIEL INTRA-MURAL S'ÉTENDANT DU FOND DE L'UTÉRUS A TOUTE SA PARTIE ANTÉRIEURE ET A CELLE DU COL, EN GAGNANT LA LÈVRE ANTÉRIEURE QUI FORME UNE TUMEUR SAILLANTE, ET AYANT DÉTERMINÉ UNE ANTÉVERSION. — GUÉRISON PAR L'HYSTÉROTOMIE IGNÉE.

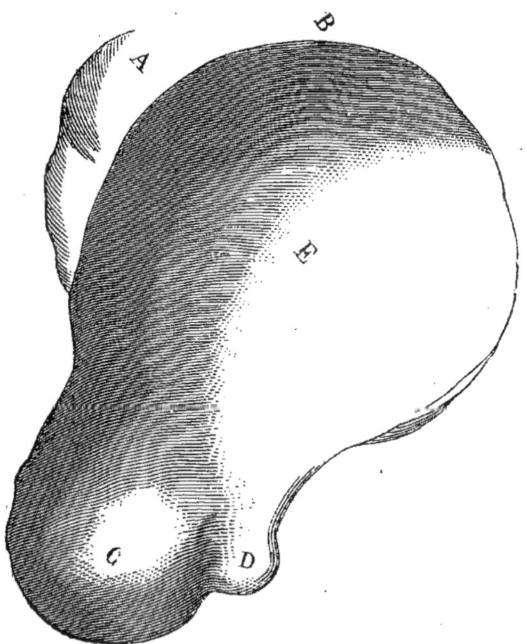

Fig. 7. — De C à B. — Partie antérieure de l'utérus, siége du fibrome interstitiel.
C. — Lèvre antérieure formant tumeur.
D. — Lèvre postérieure.
De E à D. — Partie blanche représentant la partie postérieure de l'utérus indemne d'expansion fibreuse.
A. – Vessie et lig.

Mme Colombier, cour Baduel, passage Sainte-Marie, a 49 ans ; elle est d'une forte constitution primitive, et aujourd'hui, quoique détériorée, elle conserve encore les attributs de cette constitution.

Elle a eu quatre enfants, et une fausse couche de trois mois et demi, il y a onze ans.

La menstruation avait toujours été régulière jusqu'à cette fausse couche. A dater de ce moment, les règles, quoique régulières sous le rapport mensuel, prirent un caractère d'abondance très-marquée. La malade dit n'avoir éprouvé quelques douleurs qu'en 1870, à propos des misères et du refroidissement subis pendant le siége de Paris.

Ces douleurs siégent dans les aines, s'étendant parfois aux cuisses ; elles se manifestent aussi avec une certaine intensité dans la région sacrée ou à l'hypogastre ; mais c'est la douleur iléo-fémorale droite qui prédomine, et n'a cessé de persister depuis le début. Ces douleurs s'exaspéraient au moment ou quelques jours avant les règles, et celles de l'hypogastre et du sacrum offraient alors un cachet d'intermittence comme dans l'accouchement.

En 1872, la menstruation devient irrégulière, surtout pendant un mois ou deux, revenant ensuite sous forme de pertes. Ces irrégularités se sont continuées jusqu'aujourd'hui avec des espacements plus ou moins grands.

En tous cas, à partir de ce moment, une leucorrhée abondante survient, tantôt séro-muqueuse, tantôt séro-purulente et alors souvent teinte de sang. Dans les derniers dix-huit mois, la leucorrhée a pris un caractère d'abondance tel, que la malade n'a pas osé se dégarnir ; elle a, en outre, présenté fréquemment une certaine fétidité qui l'obligeait à faire des ablutions fréquentes et des injections de diverses natures qu'on lui avait conseillées, sans pouvoir faire cesser complétement cette fétidité.

La malade a beaucoup consulté ; elle s'est présentée à la consultation dans divers hôpitaux ; et, en dernier lieu, à la Maternité où, pendant quinze mois, elle est allée tous les huit jours à la consultation. On lui avait assuré, dans ce dernier hospice, qu'on l'opérerait ; mais après des examens successifs au spéculum, il lui fut déclaré là comme ailleurs, qu'il n'y avait aucune opération à faire, et on lui avait conseillé, comme partout ailleurs, des injections qui sont restées sans résultat.

Le 10 janvier dernier, cette dame se présente à ma consultation. Après avoir écouté l'historique de la maladie, je procède à l'examen — d'abord par le toucher en diverses positions, puis avec le spéculum.

Au toucher, la malade étant debout, je constate une antéversion avec augmentation de volume de la partie antérieure du globe et du col utérin. Le museau de tanche porté en arrière, sur le rectum, présente, au lieu de la lèvre antérieure, une tumeur de la grosseur d'un petit œuf de poule, en relief sur l'ouverture externe et se continuant régulièrement avec la partie antérieure du col. Derrière et au-dessus de la tumeur, est une dépression avec ouverture centrale dont le rebord est constitué en haut par la lèvre postérieure, ayant son épaisseur ordinaire et un peu tendue. Je cherche à ramener le museau de tanche à la perpendiculaire : je constate alors très-distinctement que la lèvre antérieure, très-tuméfiée, dépasse le niveau de la lèvre postérieure de trois à quatre centimètres. La vessie, refoulée en avant, forme une poche un peu saillante.

Dans le décubitus dorsal, même constatation, même possibilité de redresser l'utérus. Après avoir vidé la vessie par le cathétérisme, le doigt explorateur peut constater avec plus de précision l'augmentation de volume du globe et de la partie sus-vaginale du col sur la face antérieure, et peut arriver aisément à circonscrire la lèvre antérieure formant une volumineuse tumeur.

A l'examen au spéculum, il ne se présente d'abord au champ de l'instrument que la face antérieure du col, la lèvre correspondante restant appliquée en arrière. Il faut des mouvements considérables de refoulement, de va-et-vient en demi-rotation d'un côté à l'autre, pour faire engager la lèvre antérieure qui masque tout à fait l'ouverture du museau de tanche. La tumeur qu'elle offre est d'un rouge un peu vif, résistante, avec légère érosion en bas et en arrière ; elle n'est ni grenue ni tomenteuse, mais plutôt lisse et dure sur toute la surface de revêtement. Pour me rendre compte du diamètre longitudinal de l'utérus, j'exerce le cathétérisme qui présente beaucoup de difficultés. C'est avec une bougie en baleine, fine et olivaire à l'extrémité pénétrante, que je puis parvenir à pénétrer dans la cavité utérine, ayant eu grande peine d'abord pour franchir l'orifice interne [qui me paraît comprimé. Cette mensuration donne douze centimètres de diamètre vertical, et dans la cavité du globe, la bougie se heurte partout, en avant, sur une intumescence dure.

Après retrait du spéculum et redressement momentané de l'utérus, que la main droite, appuyant fortement sur le bas-ventre, maintient tant bien que mal, je cherche à pénétrer, avec l'indicateur gauche, dans l'orifice externe ; mais cela est impossible, à cause de la tumeur formée par la lèvre antérieure. Je ne peux que constater que la partie postérieure de l'utérus et du col, ne participe pas à la tuméfaction qui siége sur les parties opposées.

Comme diagnostic je porte : antéversion ; et, quant à la tumeur qui se poursuit de la lèvre antérieure au fond du globe utérin sur la partie antérieure, je m'aventure à prononcer le nom de fibrome, en faisant toutefois des réserves sur la nature précise de la tumeur et sur l'issue de l'opération.

Mais cette malade est si désespérée qu'elle réclame avec instance l'opération, même avec les chances douteuses que je lui fais prévoir. L'antéversion sera sans contredit guérie, la tumeur détruite ou à peu près ; mais la récidive, les accidents consécutifs, tout cela est réservé. — L'opération demandée est résolue et fixée au 15.

Mon confrère Thorens, ancien interne des hôpitaux, m'assiste dans l'opération.

Je commence par opérer l'antéversion suivant mon procédé ; cela me permettra de ramener le museau de tanche directement en face, à travers le spéculum, et d'obtenir ultérieurement la diminution du volume de la partie sus-vaginale du col et du globe.

Une fois cette première opération terminée, avec les cathéters à curseur, mesurés à 7 centimètres et demie, et de plusieurs calibres, (fig. 1 et 2), je creuse une gouttière escarrotique en appuyant fortement sur la partie antérieure du conduit cervical.

Puis, après un temps d'arrêt, je fais avec le sécateur (fig. 12), l'amputation de la tumeur constituée par la lèvre, ou plutôt de toute la lèvre antérieure, transformée en tumeur fibreuse et dans une étendue de trois centimètres et demi. Cette section opérée, et la lèvre antérieure étant réduite au niveau de la postérieure, avec les ténotomes cultellaire, semi-olivaire, lancéolaire, en spatule, en truelle, je cherche à achever la destruction du fibroïde jusque dans le fond utérin (fig. 3, 4, 5, 10, 6, 9, et 8).

Enfin, après avoir pratiqué deux incisions longitudinales sur la face externe du moignon de la lèvre antérieure du col, je régularise, avec un marteau, la surface de section de cette lèvre, et l'opération est terminée.

Compresses huilées sur le col, glace sur le bas-ventre comme d'usage, et potion calmante par cuillerée toutes les heures.

16 au matin. Il y a eu un peu de douleur la nuit, peu de sommeil et de la fièvre.

Le matin à 11 heures pouls à 80, thermomètre 37° 8/10, injections chlorurées trois fois par jour, continuation de la glace, 0,05 d'extrait gommeux d'opium en pilule ; 15 d'huile de ricin.

Les 17, 18, 19 et 20, où je vois la malade tous les jours, tantôt le matin tantôt le soir, le maximum de la thermométrie a été de 38° 7/10, et le minimum de 37° 5/10. Le pouls n'a monté qu'une fois à 80, et s'est maintenu entre 72 et 78. Les douleurs ont été presque nulles quand la malade ne bougeait pas dans son lit.

Le 21, la glace est retirée et les injections sont continuées. Tout se passe bien et la malade commence à se lever le 30 ; elle conserve des douleurs sacro-lombaires et iléo-fémorales plus ou moins vives, suivant qu'elle marche ou reste au repos ; elles sont tout à fait nulles dans le lit.

Du 1er février au 15 mars, injection deux fois par jour avec la solution d'usage à cette période, c'est-à-dire quand les escarres sont détachées.

Le 16 mars, premier examen au spéculum et premier pansement. Toutes les plaies sont en voie de cicatrisation régulière. Après deux mois de suppuration considérable et d'élimination d'escarres, il reste actuellement une suppuration légère. Le museau de tanche dont la lèvre antérieure a été sectionnée, se trouve recouvert de son nouvel épithélium sur presque toute sa surface, excepté sur celle qui est adjacente à l'ouverture cervicale où la plaie est encore à vif. Toutes les sections pour l'antéversion sont cicatrisées. Au toucher, on aperçoit une diminution considérable de la face antérieure de l'utérus redressé.

Du 16 mars au 16 avril, la malade vient se faire examiner et panser chez moi tous les huit jours.

Le 16 avril toute la cicatrisation est opérée : l'utérus est revenu à un volume relativement plus petit qu'à l'état normal. La mensuration donne 6 centimètres de diamètre longitudinal et M. le docteur Thorens qui m'a assisté dans l'opération, peut constater avec moi le succès complet.

Trois semaines écoulées, et quand je crois la malade complétement guérie, il survient sur le moignon de la lèvre antérieure, une saillie rouge de 1 centimètre d'étendue, saignant facilement. La malade accuse des douleurs dans les aines et le bas-ventre, elle perd des sanies en abondance et ces sanies offrent une certaine fétidité. Il y a absence de tout engorgement ganglionnaire dans les aines et la partie supérieure des cuisses.

15 mai, nouvelle opération. Avec un ténotome-truelle (fig. 7) appliqué trois fois successivement au rouge cerise, je détruis la saillie rouge et saignante quoique de consistance dure; puis, avec le cautère semi-olivaire à tige droite (fig. 9), profondément introduit deux fois, toute la cavité cervicale est profondément escarrifiée. Ensuite avec un fort ténotome à curseur (fig. 2) enfoncé à cinq centimètres, je cautérise à quatre reprises différentes la cavité du globe en agrandissant l'ouverture cervicale interne de telle façon qu'un cautère à roseau d'un demi-centimètre de diamètre puisse passer. Effectivement ce cautère est poussé à deux reprises différentes dans la cavité utérine. L'opération est terminée.

Le 30 juillet, la malade est définitivement et radicalement guérie, la cicatrisation est complète partout.

Fin août, la guérison persiste,la cicatrisation des lèvres est nette, l'épithélium nouveau est partout reproduit.

10 septembre, la malade qui s'est bien portée jusque-là, est atteinte, par suite d'embolie dans le cerveau, d'aphasie avec paralysie du bras droit et du côté gauche de la face. Un confrère du quartier l'a soignée depuis l'attaque. Je la vois au douzième jour la malade comprend tout, mais elle dit un mot pour un autre, et surtout il y a un mot par lequel elle répond à tout, ce mot est : c'est fait. Quand on l'interroge et qu'on la prie de répondre par un signe de tête, la réponse est toujours très-juste. L'examen au spéculum démontre une fois de plus la solidité de la guérison du fibrome interstitiel intra-utérin.

Fin octobre, Mme Colombier a une nouvelle attaque ; cette fois elle perd complétement la parole et ne peut prononcer un seul mot; il y a hémiplégie droite et contractures douloureuses dans le bras gauche. Quoi qu'il en soit, après 18 mois, la guérison du fibrome interstitiel persiste.

Quelle relation peut-il bien y avoir entre la guérison radicale d'une lésion utérine de vieille date et qui, depuis si longtemps, donnait lieu à des hémorrhagies plus ou moins considérables, à un écoulement de sanies fétides, et l'embolie cérébrale ou plutôt les embolies, dont la malade a été si rapidement et successivement frappée ?

S'il n'y a qu'une simple corrélation, elle est au moins frappante ; d'autres pourraient prétendre qu'il y a un lien de causalité entre la suppression absolue de tout écoulement sanguin ou purulent qui avait lieu depuis plus de sept ans et ces coups de sang.

Ce qu'il y a de positif, c'est que Mme Colombier a une hypertrophie du cœur, portant plus particulièrement sur le cœur gauche et qu'elle a eu, autrefois, plusieurs attaques de rhumatisme articulaire aigu.

OBS IV. — FIBROME INTERSTITIEL OCCUPANT LA PARTIE INTERNE DE LA LÈVRE POSTÉRIEURE, S'ÉTENDANT A TOUTE LA SURFACE CORRESPONDANTE DU COL, ET ENVAHISSANT LA MOITIÉ LATÉRALE DROITE DU GLOBE DANS SA FACE POSTÉRIEURE JUSQU'AU BAS-FOND ; HYSTÉROTOMIE IGNÉE ; GUÉRISON.

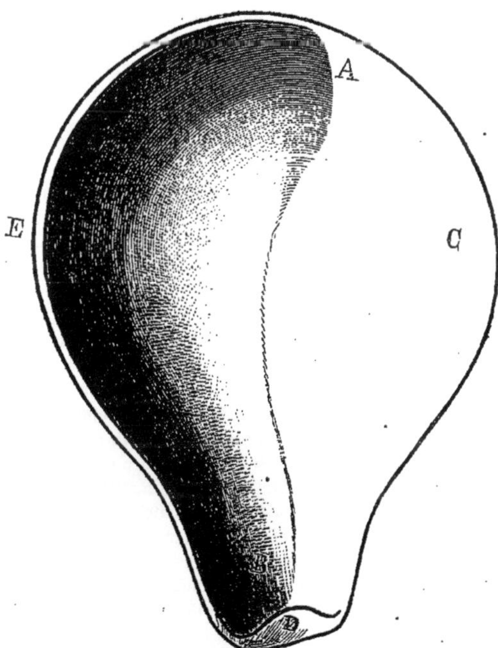

Fig. 8. — A. B. E. Fibrome.
A. C. D. Partie libre de la cavité utérine.
D. Ouverture externe du museau de tanche.

Mme B..., faubourg Saint-Honoré, trente ans, blonde, lymphatique, obèse, a eu trois couches naturelles, et un avortement, il y a quatre ans. Depuis cet avortement, ménorrhagie de sept à huit jours de durée, avec pertes de sang telles que la malade est restée anémiée, ne pouvant récupérer d'une époque à l'autre le sang qu'elle perd. En outre des troubles digestifs consécutifs à ces pertes et de l'affaiblissement qui s'en est suivi, Mme B... éprouve une douleur constante et sourde dans la profondeur de la fosse iliaque droite; durant la période congestive, cette douleur prend de l'acuité et s'accompagne d'autres douleurs, semblables à celles du travail d'enfantement.

Un premier examen permet de constater une tuméfaction prononcée occupant toute la face postérieure du col et la moitié droite de cette même face du globe, dont on sent, la main droite pressant fortement sur les parois abdominales, tandis que l'indicateur gauche est dans le vagin, le plus grand développement de ce côté.

A un second examen, durant l'époque menstruelle, au deuxième jour, l'indicateur, engagé dans la cavité utérine, perçoit un fibrome non encapsulé, qui gagne de la face interne et postérieure du col, dans la moitié droite de cette même face du globe, jusqu'au fond, et qui, d'après le toucher, reste complétement isolé de la paroi droite antérieure de la cavité du globe, forme une saillie de l'épaisseur du pouce et se continue avec le fond de l'utérus. Ces conditions nous paraissant favorables à l'hystérotomie ignée, l'opération est décidée et pratiquée le 1er novembre 1877.

Opération. — La malade disposée, comme pour une application de forceps, en travers sur le lit, les jambes reposant sur deux chaises, les cuisses écartées, le spéculum est introduit. Un cathéter curseur mesure immédiatement l'étendue de la cavité cervico-utérine, qui donne huit centimètres et demi de diamètre longitudinal. Le cathéter est alors fixé à six centimètres, et deux autres cathéters, de plus en plus gros, sont fixés à ce même degré. Cette longueur est suffisante pour labourer la surface jusqu'au fond de l'utérus, le calorique gagnant par action excentrique en dehors des points qu'il atteint.

Ces cathéters, chauffés à point voulu, sont successivement portés, en commençant par le plus fin, dans la cavité utérine, en appuyant sur la partie centrale du fibrome. Une fois cette gouttière escarrotique établie, deux fins ténotomes, mousses à la pointe, tranchants sur un côté (fig. 8), vont inciser à droite et à gauche dans la gouttière escarrifiée, dans une étendue de quatre centimètres et demi à cinq centimètres. Un ténotome lancéolaire long, triangulaire sur une face, ayant l'autre face plate (fig. 6), laboure, jusqu'à 5 centimètres, au milieu de ces tissus déjà escarrifiés, la face triangulaire portant sur le fibrome. Le ténotome semi-olivaire (fig. 9), appliqué par sa face convexe sur le fibrome, aussi loin que possible, c'est-à-dire à cinq centimètres aussi, achève la destruction par escarrification profonde. Pour être sûr d'atteindre le fibrome un peu sur toute sa surface, le cathéter curseur moyen, fixé à six centimètres et demi, est poussé rapidement dans le fond, et le ténotome lancéolaire est introduit sur la partie droite, jusqu'à cinq centimètres, pour achever l'escarrification de ce côté.

Les suites de cette opération sont signalées immédiatement par des douleurs vives dans les reins et le bas-ventre, que la malade déclare supportables. Application de glace sur le bas-ventre, après introduction d'un linge huilé sur le museau de tanche. Le soir, à huit heures, ces douleurs sont calmées. La malade dit avoir eu de la fièvre, de trois à cinq heures de l'après-midi; elle est apyrétique à huit heures du soir. Potion calmante pour la nuit.

Le 2, sommeil de quelques heures la nuit. Les douleurs persistent, quoique calmées par l'application de la glace; elles sont plus saillantes au rectum et à la région iliaque droite. Pouls à 78. Thermomètre à 37° 3/10.

Le soir, à cinq heures, inappétence, état saburral de l'estomac, recrudescence des douleurs, un léger frisson à quatre heures. Pouls à 88, thermomètre à 38° 8/10. Tartre stibié à 0,15 dans 120 d'eau distillée, à prendre par cuillerée de demi-heure en demi-heure, jusqu'à vomissement ou trois gardes-robes. Deux pilules de sulfate de quinine à 0,10 pour minuit, deux autres pour six heures du matin.

Le 3, au matin, pouls à 70 ; thermomètre à 36° 9/10. Calme plat quand la malade ne fait aucun mouvement ; renouvellement des douleurs quand elle change de côté ou s'assied sur le lit. Il y a eu des vomissements et quatre évacuations. Potage, vin coupé, deux pilules de sulfate de quinine à quatre heures, deux, à minuit, deux pour le lendemain matin six heures.

Le soir, à huit heures, apyrexie, calme.

Le 4, au matin, douleurs plus accentuées à la suite d'évacuations alvines provoquées ; pouls à 72-74 ; thermomètre à 37° ; désir d'aliments malgré les douleurs ; continuation de la glace sur le ventre. Potion calmante.

Le 5, douleurs apaisées ; état excellent.

Du 5 au 11, il y a répit par moments, et par moments douleurs assez vives. La malade a remarqué que, depuis quelques jours, elle perd beaucoup d'eaux roussâtres ou jaunâtres ; que c'est quand ces eaux veulent partir qu'il y a exacerbation des douleurs, et qu'elles se calment quand elles ont coulé abondamment. Elle s'est levée plusieurs fois : les douleurs se manifestent quand elle marche. Dans la nuit du 11 au 12, douleurs très-vives, comme pour accoucher ; le matin, apparition des règles ; calme après. Pendant neuf jours, le sang coule très-abondamment les cinq premiers, et diminue ensuite.

Le 20, état excellent ; première exploration, d'abord avec le doigt, puis au spéculum et pansement après.

Avec le doigt je sens le col et la partie correspondante du globe diminués de volume ; en arrière et à droite, le fond de l'utérus est aussi moins volumineux, ce que peuvent préciser la main droite, appuyant fortement sur la fosse iliaque droite, et le doigt resté en place qui perçoit l'impression de la main. A l'examen au spéculum, le museau de tanche présente une ouverture encore élargie transversalement, laissant suinter du muco-pus et présentant des lambeaux d'escarres blanchâtres, dont je retire une quantité avec les pinces ; injections détersives.

Les 21, 22 et 25, les mêmes phénomènes se reproduisent, mais la suppuration et les escarres sont moins abondantes. Il n'y a plus de douleur depuis les règles ; la malade se lève depuis cinq jours, se promène et se livre à ses occupations.

Le 30, des pansements détersifs à travers le spéculum ayant été faits tous les deux jours, la suppuration est de moins en moins abondante, et les débris d'escarres sont rares. Au dernier pansement du 28, un peu de liquide détersif ayant pénétré dans le col, à la suite d'injection, il y a eu des douleurs violentes de trente-six heures de durée, puis le calme s'est rétabli.

La cure est maintenant assurée. Tous les accidents ont cessé ; l'utérus est réduit, à peu de chose près, à son volume normal. Dans quelques jours j'exercerai le cathétérisme utérin qui me donnera des notions précises ; la malade fait tous les jours une injection, et continue à vaquer à ses affaires.

Le 11 décembre, douleurs assez vives dans les reins pendant quarante heures, puis apparition du sang ; c'est la deuxième époque menstruelle depuis l'opération. L'écoulement sanguin est peu prononcé ; avec son apparition, les douleurs ont complétement cessé. Le sang, d'abord rouge et vermeil, devient ensuite mélangé de mucus et de quelques détritus. Cessation complète de l'éruption menstruelle le 15. L'état général est excellent. Je constate, au toucher, la réduction du globe utérin qui n'a pas plus de volume qu'à l'état normal. A l'examen au spéculum, l'ouverture cervicale externe est réduite à sa proportion et bien cicatrisée ; le museau de tanche présente un petit volume relativement à celui qu'il avait ; c'est presque le volume de celui d'une femme qui n'a pas eu d'enfant.

La mensuration, avec mon cathéter, donne six centimètres et quart ; elle peut être exercée sans douleur. La malade est bien débarrassée définitivement de son fibroïde interstitiel et de tous les troubles qui en étaient la conséquence. C'est un remarquable succès.

Il y a maintenant dix-huit mois que l'opération a été pratiquée. C'est donc un temps suffisamment long pour pouvoir juger si le succès *est* définitif et durable. Eh bien, Mme B... que nous avons fréquemment revue depuis la guérison, que nous avons encore pu examiner, il y a quinze jours, reste bien et définitivement guérie, sans la moindre repullulation du fibrome. Toutes ses fonctions s'exécutent régulièrement depuis ce moment.

Placée, avec son mari, à la tête d'une forte maison de commerce et mère de trois enfants, elle a pu, depuis sa guérison, vaquer sans gêne ni indisposition aucune aux travaux si pénibles de sa maison, ce qu'elle ne pouvait plus faire auparavant, et s'occuper activement de ses enfants en bonne mère de famille, soins délicats qu'elle était obligée de confier en grande partie à une étrangère, quand elle était obsédée par les accidents déterminés par le fib ome. En un mot, sa santé est redevenue et reste florissante depuis l'opération.

Obs. V. — Fibrome intra-utérin interstitiel oblitérant le méat et tout le conduit cervical par suite d'adhérences et ayant entrainé une rétroversion oblique gauche. — Opération par l'hystérotomie ignée, destruction du fibrome et rétablissement consécutif du conduit cervical qui permet d'arriver dans la cavité du globe par le cathéterisme.

Mme Flo... avenue de Saint-Ouen, aux Batignolles, est âgée de 51 ans. Ses antécédents morbides remontent à une date qu'on ne peut préciser.

En 1872 elle m'a consulté deux fois en me suppliant de l'opérer pour la débarrasser de ses souffrances, ce à quoi je ne pus adhérer alors.

Cette femme, primitivement et fort longtemps robuste, se livrait à des travaux excessifs tels que pansage des chevaux, soins des écuries, lavage des voitures, étant mariée à un loueur, et travaux de son intérieur de ménage.

Elle croit se rappeler qu'il y a une quinzaine d'années, sa menstruation subit de notables dérangements, tant sous le rapport des dates que sous celui de la quantité de sang perdu.

Ses règles devinrent plus fréquentes que d'habitude et durèrent d'abord un certain nombre de jours de plus. A ce moment déjà elle avait des douleurs de reins et de bas-ventre qui augmentaient aux approches des règles. Elle était obligée de se tenir pliée en deux et cependant il fallait tout de même exécuter les travaux dont j'ai parlé.

Puis le sang apparaissait deux fois par mois avec abondance et une durée telle que la malade n'avait pas huit jours de bons dans le mois. Au bout de quelque temps, il n'y eut plus de démarcation et ce fut de vraies hémorrhagies tantôt à une date, tantôt à une autre. L'apparition du sang semblait soulager les douleurs qui devenaient de plus en plus intenses. Il s'opéra un amaigrissement graduel, mais considérable. Les médecins de la localité qui lui donnaient des soins mirent ces pertes de sang sur le compte du retour d'âge. Pas un sur les trois n'explora, ou ne songea à explorer l'utérus. A bout de forces, épuisée, n'ayant plus que des ressources fort restreintes et son mari l'obligeant à travailler, elle dut entrer à l'hôpital en 1868. Elle fit un séjour de trois mois et sortit améliorée.

Mais bientôt douleurs et pertes irrégulières de sang étant revenues, elle fut contrainte de rentrer de nouveau à l'hôpital, et de 1868 à 1872, elle ne fit presque qu'une navette de chez elle à l'hôpital et de l'hôpital chez elle. C'est-à-dire qu'elle a séjourné plus ou moins longtemps dans presque tous les hôpitaux de Paris.

C'est en 1872 que je la vis pour la première fois et que je pus asseoir un diagnostic assez précis qui n'a pas été modifié jusqu'au jour de l'opération.

A ce moment, elle avait cessé de voir depuis six mois, mais elle n'en souffrait que plus. Bref elle a eu encore deux métrorrhagies, de 1872 à 1873 qui l'ont contrainte à entrer de nouveau à l'hôpital.

On a employé dans ces deux dernières circonstances le tamponnement avec des tampons imbibés de perchlorure de fer, ce qui lui a causé de grandes souffrances. Depuis cette époque, c'est-à-dire depuis plus de quatre ans, elle n'a plus perdu de sang. En 1875, elle vint me voir à nouveau pour se faire opérer. Je refusai encore.

Revenue au commencement d'avril 1877, la femme Fl... devient si pressante, si suppliante ; elle accuse une telle décision d'affronter tous les dangers de mort pour guérir de ses souffrances, que je finis par me décider à intervenir par une opération. Un dernier examen fait avec le plus grand soin me révèle l'état suivant :

État local : l'utérus est rétroversé obliquement à gauche, le globe descendu, tourné vers l'articulation sacro-iliaque. Il paraît presque doublé de volume, le col émoussé, raccourci, regarde en avant, à droite un peu en haut. Il est au niveau du globe. Le globe comprime le rectum au point de l'obturer complétement. Quand la malade est posée sur les genoux et sur les coudes, l'indicateur droit introduit dans le rectum, tandis que l'indicateur gauche est dans le fond du vagin, je puis imprimer des mouvements de bascule et relever le globe. C'est dans cette position et au moyen des deux indicateurs que je puis apprécier le volume du globe et l'effacement du col.

Le globe intérieur est uniformément gros, il n'offre aucune bosselure ou coudée périphérique ; il offre une dureté uniforme sur tous les points qui peuvent être touchés.

A l'examen au spéculum, le globe pousse devant lui en avant à gauche un repli vaginal; la coloration de la paroi vaginale est normale.

Le museau de tanche est court, comme arrondi, les lèvres effacées, et présente un méat de six à huit millimètres d'étendue transversalement, mais qui ne paraît point être cette ouverture qui conduit dans le canal cervical; c'est-à-dire qu'il nous paraît oblitéré en arrière. Il ne s'écoule aucun mucus malgré la longue durée de l'examen. Quand nous voulons exercer le cathétérisme, n'importe avec quel instrument, bougies molles ou rigides, cathéter métallique, nous ne pouvons trouver de conduit et partout à l'entrée du méat, nous nous heurtons à une résistance solide, constituée par un tissu induré et non saignant. Le conduit cervical est donc obturé, — il n'existe plus.

Cette femme a une constipation opiniâtre ; à force de lavements, elle rend quelques boules dures et, à la longue, à force de souffrances, elle est prise de nombreuses petites évacuations liquides, au milieu desquelles elle trouve encore des petites boules dures. Elle rend rarement des vents par en bas ; par contre, elle a des éructations très-fréquentes. Elle est sujette à des coliques quotidiennes. En somme, elle est moins amaigrie que des souffrances de si longue date ne le comportent.

L'opération décidée est pratiquée le sur lendemain, 7 avril. Après l'opération de la rétroversion que nous pratiquons pour le redressement de l'utérus, rétroversion que le fibroïde a probablement déterminée, nous procédons à la destruction de celui-ci de la manière suivante :

1° Il nous faut établir un trajet de l'ouverture cervicale externe dans la cavité utérine, chose difficile, puisqu'il y a oblitération. Nous commençons donc avec notre cathéter à curseur le plus fin (fig. 1re) à produire un conduit escarrifié qui aboutit à l'ouverture interne du col, à travers les tissus qui remplissent ce conduit. A ce premier, succède un second cathéter de plus fort calibre (fig. 2) agissant toujours au rouge cerise, dans la même direction et sans dépasser les limites.

Deux autres cathéters, toujours de plus en plus fort calibre, agrandissent la route et, poussés plus avant, pénètrent dans la cavité du globe rempli de tissu charneux.

Le ténotome à lance (fig. 6) parcourt le conduit cervical dans toute son étendue et le ténotome truelle (fig. 7) est porté après lui dans la même direction. De cette façon, tout le conduit cervical est largement ouvert.

Après ce, le ténotome mousse, sur dos, tranchant sur le côté, très-acéré à la pointe, absolument de la forme d'un grand bistouri droit (fig. 3), ayant six centimètres de la pointe à la base, est introduit à fond, afin d'aller diviser les tissus dans la profondeur du globe utérin.

Il est ainsi introduit au rouge cerise quatre fois dans les quatre directions différentes, en avant, en arrière et latéralement.

A ce ténotome je fais succéder immédiatement l'autre ténotome de même forme, de même longueur, mais à lame pleine, dont les côtés partant du dos en formant ovale longitudinalement, aboutissent au tranchant très peu prononcé (fig. 4). Ce ténotome suivant les gouttières précédemment tracées par le ténotome acéré et tranchant, porte l'escarrification plus profondément et plus largement sur les mêmes tissus. Comme le premier, il est introduit deux fois sur les quatre directions, la pointe allant obliquement en s'écartant dans chaque direction et produisant par conséquent une escarrification en éventail qui atteint dans quatre points divergents les tissus.

Deux ténotomes droits, l'un tranchant à droite et l'autre à gauche ayant cinq millimètres de large de lame à la base et quatre à la pointe mousse (fig. 8), sont introduits chacun deux fois à travers les tissus qui garnissent la cavité du globe et atteignent ces tissus en les divisant sur les côtés des autres incisions.

Le cautère semi-olivaire (fig. 9) est alors poussé rapidement au rouge cerise jusqu'à deux centimètres du fond utérin, d'abord en avant, une seconde fois en arrière. L'ouverture et tout le conduit cervical sont très-agrandis. Un cautère-roseau (fig. 13) est à son tour introduit jusqu'au fond, et, après celui-ci, le plus gros cathéter fixé à sept centimètres est réintroduit pour produire la dernière escarrification.

Le cautère-marteau est ensuite légèrement appliqué sur le sommet du museau de tanche pour rendre obtuse la sensibilité de cette partie de l'organe et jeter une escarre protectrice sur les vaisseaux qui, à la chute des escarres du conduit et de l'intérieur du globe, pourraient absorber à leur passage, les produits de décomposition.

L'opération a duré une heure et demie sans que la malade ait proféré une plainte, tant le calorique était annihilé immédiatement par des imbibitions froides à travers le spéculum, et sans qu'il se soit écoulé dix gouttes de sang; tous les ténotomes avaient agi à chaleur convenable.

Un linge imbibé d'huile est porté sur le museau de tanche et deux boyaux préparés, pleins de glace, sont posés par-dessus un linge triple sur le bas-ventre, glace qui devra être renouvelée pendant cinq jours. Potion calmante par cuillerée par heure.

Dans les premières vingt-quatre heures, le thermomètre a monté à six heures du soir à 38° 8/10 le pouls à 90, et il y a eu quelques douleurs sourdes, — le deuxième jour, thermomètre à 38° à six heures du soir et pouls à 76, douleurs de moins en moins prononcées. Le troisième jour au matin, thermomètre à 36° 5/10, pouls à 72-74; quinze grammes d'huile de ricin qui provoquent des coliques et d'abondantes évacuations, puis le calme se rétablit et thermomètre et pouls ne dépassent plus la normale, l'un entre 36° 7/10 et 37° et l'autre de 70 à 76 pulsations.

Au quarante-cinquième jour, toute suppuration avait cessé, le méat cervical non recouvert absolument de son nouvel épithélium, pouvait recevoir une sonde de gros calibre qui pénétrait dans le fond de l'utérus, et dont le retrait était suivi d'un écoulement de mucus glaireux et limpide comme celui qui s'écoule habituellement de la cavité utérine. Le globe redressé avait considérablement diminué de volume.

Mais la malade accusait des douleurs dans les membres inférieurs comme des contractures, des crampes, quand elle voulait marcher.

Au quatre-vingt-dixième jour toutes les plaies extérieures étaient cicatrisées depuis longtemps et le museau de tanche était recouvert d'un nouvel épithélium qui lui donnait un aspect lisse et rosé. Le cathétérisme utérin facilement exercé, donnait un diamètre vertical de sept centimètres. A l'aide de la palpation et du cathétérisme nous pouvions constater la diminution tranchée dans le volume de l'organe et son redressement.

Cette malade est actuellement bien portante, après un an qu'elle a subi l'opération; elle peut travailler librement, débarrassée qu'elle est de toutes ses douleurs depuis longtemps, et nous avons pu, ces jours derniers, constater la persistance de ce succès.

Obs. VI. — Fibrome interstitiel intra-mural occupant toute la partie postérieure droite de l'utérus et une partie de la face latérale du même coté sans avoir envahi le museau de tanche. — Augmentation de volume avec saillie dans les parties envahies de l'organe sans flexion ni déviation. — Hystérotomie ignée par les voies naturelles. — Guérison.

Mme B..., 26, faubourg St-Honoré, a trente ans; elle est blonde et bien constituée. Mariée à vingt ans, elle a eu deux enfants dont l'un vit, c'est une fillette de huit ans. Elle a eu une fausse couche il y a cinq ans. Depuis lors elle a toujours souffert de l'utérus quoiqu'ayant les apparences d'une bonne santé. Comme elle est à la tête d'une maison de commerce de détail, elle s'est toujours forcée pour travailler, mais elle était toujours fatiguée, éprouvant des douleurs sacro-iliaques gauches avec sentiment de pesanteur au rectum. Ces douleurs, que le repos au lit calmait, s'étendaient jusqu'à la cuisse du même côté. La menstruation a toujours été régulière sous le rapport de la périodicité pendant deux ans, mais il s'agissait, déjà pendant ces deux premières années, de ménorrhagie de six à sept jours de durée. Jusque-là, à part une constipation assez prononcée, toutes les autres fonctions s'exécutaient bien.

Dans les trois dernières années, les règles ont toujours devancé de quelques jours ; la quantité de sang perdu a été croissant, si bien que la malade en est arrivée à des ménorrhagies de huit à dix jours de durée, avec une grande abondance de sang les cinq à six premiers jours, et les douleurs dont j'ai parlé plus haut sont restées identiquement les mêmes, exaspérées par les fatigues de jour, calmées par le repos au lit.

Les fonctions de l'estomac se sont à leur tour troublées. Il est survenu une dyspepsie, de celles qu'on peut appeler flatulentes. Il est survenu également une névralgie fronto-pariétale, tantôt d'un seul côté, tantôt des deux, précédant le plus souvent l'apparition des règles d'un jour ou deux, les suivant d'autres fois, mais plus rarement.

Mme B... a maigri depuis quelque temps ; ses forces se perdent progressivement au point qu'elle vaque difficilement à ses affaires ; elle est devenue pâle. Elle rapporte son affaiblissement des derniers temps à des pertes blanches abondantes qu'elle ne cesse d'avoir d'une époque menstruelle à l'autre. C'est le seul motif qui la décide à consulter et c'est à ces pertes que, par aberration, elle rapporte tous ces accidents, regardant comme une chose naturelle les ménorrhagies prolongées qui ont entraîné l'anémie globulaire. Ces pertes blanches sont sanieuses à la fin des règles, puis elles tournent au jaune blanc et tâchent fortement les linges. Tel est le commémoratif quand elle s'est présentée à nous le 23 novembre 1877.

A l'examen digital, la malade étant debout, je trouve l'utérus en direction normale, mais la partie sus-vaginale du col, en arrière, et la partie correspondante de tout le globe présentent une augmentation très-accusée de volume avec induration, et font une saillie obronde. En pressant avec l'indicateur on réveille une sensibilité très-exagérée. La face antérieure des mêmes parties est exempte de toute intumescence, en sorte que l'utérus paraît en ces points relativement aplati. Le museau de tanche, moyennement ouvert et pouvant recevoir la pulpe de l'indicateur, est plutôt raccourci qu'allongé. La lèvre postérieure, quoique non hypertrophiée à proprement parler, est cependant plus épaisse que la lèvre antérieure et présente sur chaque commissure une petite saillie mamelonnée, comme deux gros tubercules.

La malade horizontalement couchée, le même examen digital donne beaucoup plus de précision aux notions déjà acquises, pendant que l'indicateur gauche explore par le vagin, la palpation profonde exercée par la main droite au-dessus du pubis fait mieux percevoir par l'indicateur l'augmentation du volume de l'utérus sur les points précités et les deux explorations ensemble donnent des notions suffisantes sur le plus grand développement de l'organe suivant son diamètre vertical. Un doigt introduit dans le rectum pendant que l'indicateur droit est dans le vagin, complète les notions déjà acquises quant à la conformation extérieure de l'organe, l'augmentation de volume et la densité de la partie postérieure en saillie de l'utérus. Le cul-de-sac de Douglas seul est un peu abaissé ; les autres culs-de-sac ne sont pas ou que très-peu modifiés.

Avec l'indicateur, je cherche à pénétrer dans le col ; c'est d'abord difficile, mais à force de patience et de tâtonnement, en exerçant une pression dilatante, j'arrive jusqu'à l'ouverture cervicale interne sans pouvoir la franchir. Seulement je constate, sur ce point, un commencement de saillie sur la face postérieure et cette saillie est dure et se prolonge en arrière, tandis qu'en avant il y a état normal et souplesse relative des parois Ces indices sont déjà suffisants pour me permettre, avec le commémoratif, de soupçonner fortement un fibrome pariétal de toute la partie postérieure et gauche.

Je remets l'examen ultime à la prochaine menstruation qui doit avoir lieu dans quatre ou cinq jours. La malade devra m'appeler le lendemain de l'apparition du sang.

Cinq jours après, le 28, je recommence ma tentative d'exploration. Pendant que l'indicateur pénètre dans le conduit cervical avec facilité, la main droite presse fortement sur l'hypogastre d'avant en arrière et de haut en bas. Cette manœuvre, en pressant et faisant avancer en avant le globe utérin, lui donne un point d'appui qui permet à l'indicateur de pousser avec force sans que le globe puisse fuir derrière lui. Elle réussit pleinement et le doigt arrive dans la cavité du globe. Je distingue parfaitement une intumescence faisant saillie dans toute la face postérieure de l'organe et dans la moitié latérale gauche ; elle est dure, très-résistante, dépourvue de capsule et me semble ne présenter aucune enveloppe si ce n'est l'enveloppe formée par la muqueuse amincie. Le fond utérin postérieur est le siége d'expansion de la tumeur. Cet examen est très-bien supporté par la malade.

L'opération est arrêtée pour le troisième jour après la cessation des règles.

Le 3 décembre 1877, l'opération est pratiquée. Inutile de décrire le manuel opératoire qui a été exactement celui que nous avons décrit comme procédé général.

Le 4, la malade a passé une excellente nuit. A 10 heures du matin, frisson prolongé, fièvre consécutive. Pouls à 110, thermomètre à 39; envies de vomir. 0,15 de tartre stibié en potion à prendre par cuillerée de demi-heure en demi-heure jusqu'à vomissement ou bien garde-robe; 0,60 de sulfate de quinine pour le soir, autant pour le lendemain matin. Glace sur le ventre continuée.

Le 5, douleur profonde dans la région iléo-sacrée gauche. Pouls à 80, thermomètre à 38. Moiteur à la peau; encore de la céphalalgie. Sulfate de quinine, 0,40 pour le soir et autant pour le lendemain matin.

Le 6, sommeil la nuit. Pouls à 76, 78, thermomètre 37 2/10, les douleurs continuent, 15 grammes d'huile de ricin.

Le 7, après copieuses évacuations, les douleurs ont beaucoup diminué. Pouls à 74, 76, thermomètre à 37. Apparition de sang.

Les 8, 9, 10, 11, 12 et 13, l'écoulement de sang, sans prendre les proportions d'une hémorrhagie sérieuse, a continué. C'est du sang vermeil, comme artériel, qui coule. La malade ne se trouvant pas trop affaiblie, je laisse aller les choses. La glace a été retirée le 8 au matin.

Le 15, l'écoulement sanguin est complétement arrêté. Il y a encore des douleurs, mais beaucoup moins vives. Aux potages et bouillons que prenait la malade, il est ajouté une côtelette, du vin et deux groogs.

Le 18, toute douleur a cessé. Il y a du sommeil la nuit, apyrexie complète. Toutes les fonctions s'exécutent bien. On a repris les injections d'usage.

Vingt jours plus tard, le 7 janvier, je commence les pansements tous les deux jours. Les règles qui arrivent le 9, en retard de plusieurs jours, font suspendre les pansements; elles durent jusqu'au 14 avec trois jours d'abondant écoulement de sang.

Du 16 au 6 février suivant, les pansements ont lieu tous les deux jours en ayant la précaution d'exercer le cathétérisme avec une sonde molle conique du plus gros calibre pour empêcher le rétrécissement du conduit cervical durant la période de cicatrisation.

Le 20, la guérison est complète ; le volume de l'utérus est réduit à l'état normal, la face postérieure paraissant un peu aplatie par suite de la destruction du fibrome. Le cathétérisme donne 7 centimètres et demi de diamètre vertical et le conduit cervica reste facilement perméable à la sonde du plus gros calibre. Cette malade a repris depuis longtemps ses occupations sans éprouver la moindre souffrance. Sa deuxième menstruation arrivée, le 13 février, sans aucune douleur, a duré trois jours pleins, a cessé le quatrième et le sang a coulé en petite abondance.

La figure qui représente le fibrome interstitiel de la quatrième observation, dont l'opération remonte actuellement à dix-huit mois et dont Mme B... reste bien et dûment débarrassée, représente assez bien celui que nous venons de détruire sur Mme B..., avec cette différence que, dans la quatrième observation, le fibrome occupait la face postérieure et la partie latérale droite de l'utérus, tandis que sur Mme B..., sujet de la sixième observation, le fibrome occupait également la partie postérieure du globe, et s'étendait à la partie latérale gauche de l'organe.

Voici une figure représentant un fibrome interstitiel sous-muqueux, trilobé. Après examens multiples et aussi précis que possible, nous avons dû ajourner l'opération que la malade et sa famille ont réclamée avec une certaine persistance. Les motifs de cet ajournement sont : 1° que la malade, âgée de 44 ans, n'a pas subi la ménopause et n'en est peut-être pas éloignée; 2° qu'affaiblie par des ménorrhagies d'assez longue date, elle n'a jamais eu d'hémorrhagie extra-menstruelle ; 3° que par un traitement général et local, nous avons pu faire diminuer la durée des ménorrhagies et la perte de sang, ce qui permet une reprise des forces ; 4° parce qu'à la suite ou au cours de la ménopause, ce fibrome pourrait bien subir une régression atrophique, comme nous en avons en ce moment un exemple ; 5° enfin, parce que l'opération de ce fibrome trilobé, outre les difficultés très-grandes d'exécution, exposerait la malade à des dangers dont on peut présumer la très-grande gravité, et, qu'en ce cas, à moins de danger imminent de mort, danger qui est loin d'exister, nous ne nous sommes pas cru autorisé à intervenir activement, réservant cette intervention au cas où ce danger viendrait à surgir.

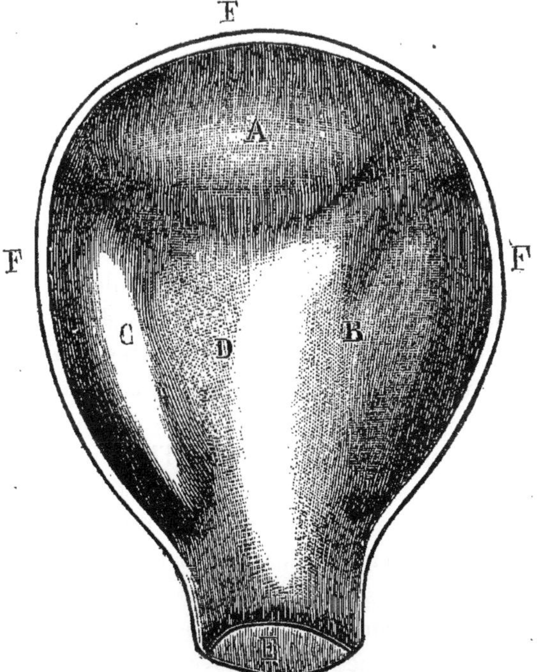

Figure 9. — Fibrome jugé non opérable, à moins d'une nécessité absolue, à cause de sa disposition dont trois parties saillantes dans l'intérieur de l'utérus laissent croire à une trilobulation de la tumeur qui occupe toute la circonférence.

F. A. — Lobe moyen occupant tout le fond de l'utérus, se confondant d'une part, à droite, avec le lobe FC qui occupe toute cette partie latérale de l'organe sous forme de prolongement digital, qui arrive jusqu'à l'ouverture interne du col raccourci, et d'autre part avec la masse ABF, à gauche, qui offre un volume considérable et garnit toute la partie latérale gauche jusqu'à l'ouverture interne du col.

De C passant par D jusqu'à B, toute la partie blanche représente l'espace libre dans la cavité utérine.

E. Ouverture très-élargie du museau de tanche.

CONCLUSIONS

1° Les fibromes ou fibro-myomes interstitiels de l'utérus compromettent de diverses manières l'existence des malades et souvent à bref délai.

2° Les méthodes et procédés opératoires mis en pratique pour leur ablation ou leur destruction sont impuissants dans la grande majorité des cas et tout à fait inapplicables dans beaucoup d'autres ; ils exposent, dans tous les cas, à des dangers considérables de toutes sortes, au point de ne permettre leur recours que devant l'imminence d'une mort prochaine.

3° Il est possible de soupçonner un fibrome interstitiel en voie de développement, et nous avons prouvé qu'on peut alors arriver à un diagnostic précis.

4° L'hystérotomie ignée par les voies naturelles rend possible la destruction de ces tumeurs sans faire courir de dangers sérieux aux malades, toutes les fois que les circonstances de leur développement permettent son application, et dans les cas même où l'existence des malades est compromise à bref délai, comme le démontrent quatre de nos six observations. En outre, l'hystérotomie ignée peut être aussi avantageusement, et à plus forte raison, employée pour la destruction des tumeurs encapsulées qui se prêtent à l'énucléation.

5° Il est, croyons-nous, peu de cas où les fibromes interstitiels extra ou intra-utérins, sous-muqueux ou sous-péritonéaux, intramuraux, pourraient maintenant échapper à l'hystérotomie sus-pubienne, ou à leur destruction au moyen de l'hystérotomie ignée par les voies naturelles.

Les résultats satisfaisants obtenus par Kœberlé, Spencer Wels, Clay et Péan dans l'hystérotomie sus-pubienne, tendent à le prouver : pourvu que la partie sus-vaginale du col puisse être respectée, cette opération a chances de réussite.

5

La dernière opération pratiquée par Péan dans un cas de fibrome intra-pariétal monstrueux, développé dans toute l'étendue du globe, avec conservation de la cavité utérine rétrécie, cas où il a eu récemment un plein succès, le prouve suffisamment.

Nos six opérations d'hystérotomie ignée par les voies naturelles ayant trait à des fibromes ou fibro-myomes de moyen développement, dont deux avec expansion de la tumeur intra-murale jusqu'à la lèvre antérieure devenue très-proéminente et formant tumeur, sont des preuves irrécusables du succès de notre nouvelle méthode. Dans tous ces cas, au moins, c'est une guérison définitive et non une palliation qu'on obtient.

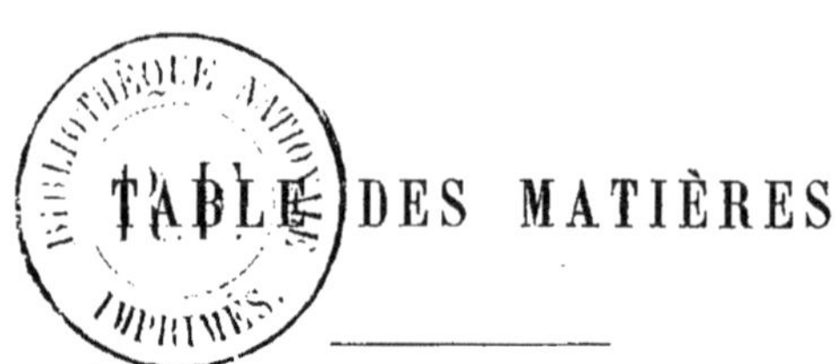

TABLE DES MATIÈRES

Pages

INSTRUMENTATION DE L'AUTEUR (planche hors texte).

QUELQUES MOTS D'INITIATION. 5

FIBROMES INTERSTITIELS DE L'UTÉRUS. 7
— Gravité des fibromes interstitiels. 9
— Pronostic. 11
— Causes d'abstention de tentatives opératoires. 12
— Méthodes et procédés anciens. 13

FIBROME INTERSTITIEL INTRA-UTÉRIN. 16

MÉTHODE NOUVELLE : Hystérotomie ignée par les voies naturelles 19
— Ovariotomie normale pour arrêter les hémorrhagies. . . *Ibid*
— Phénomènes morbides qui permettent de soupçonner un fibrome interstitiel. 21
— Moyens de reconnaître le fibrome interstitiel intra-utérin ou pariétal, une fois soupçonné. 22
— Élongation hypertrophique de tout le col et de partie du globe, avec prolapsus. 25
— Élongation hypertrophique avec antéflexion extrême. . . 26
— Procédé opératoire. 28

OBSERVATIONS

OBSERVATION Ire. 35
— II 40
— III. 49
— IV. 53
— V. 56
— VI. 59

CONCLUSIONS. 65

Paris. — Typ. Ch. Unsinger, 83, rue du Bac.

www.ingramcontent.com/pod-product-compliance
Ingram Content Group UK Ltd.
Pitfield, Milton Keynes, MK11 3LW, UK
UKHW020421230726
13925UKWH00004B/1555